아토피
건선
백반증

면역블렌딩요법으로
뿌리뽑자

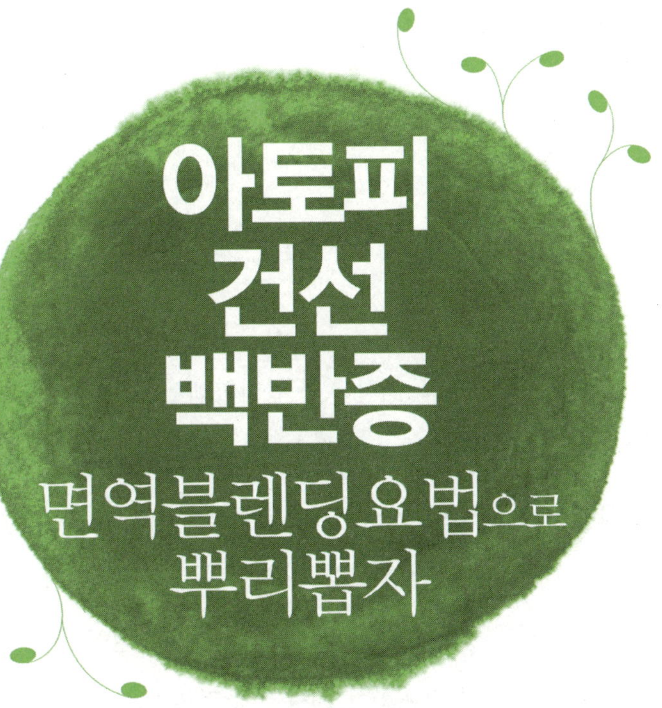

아토피
건선
백반증

면역블렌딩요법으로 뿌리뽑자

이경아(우리약국 대표약사) 지음

건강다이제스트 社

김수경

한국대체의학연구소 소장,
이학박사, 식품기술사

자기 분야에서 연구하고 노력한 것을 활자화해서 강호의 제현들에게 내어 놓는 일은 쉬울 것 같지만 그렇지 않습니다. 쉽지 않은 일을 해내는 사람을 훌륭한 사람이라 하는데 이경아 선생이 참 훌륭한 일을 해냈습니다. 제가 아는 이경아 선생은 참 욕심이 많은 사람입니다. 나쁜 쪽으로의 욕심이 아니라 좋은 욕심, 특히 생명 사랑의 욕심이 많습니다.

약사면 의사의 처방이나 받아 처방전에 적힌 대로 약이나 지어주면 되지 뭐 특별히 튀면서 살 필요가 있을까 싶기도 하지만 그는 모든 피부 트러블을 해결하기 위해 불철주야 노력했고 이제 그 비방을 적어 세상에 상제를 하겠다니 얼마나 대단한 일을 한 것인지 모릅니다. 평범한 필부필녀로 살지 않고 부단한 노력을 통해 보람 있는 일을 하는 사람들이 만들어 가는 게 역사라면 이경아 선생은 역사를 만드는 사람임에 틀림없습니다.

이 책을 통해 책에 적힌 내용의 질환으로 고통받는 분들이 건강을 회복하고 밝은 삶을 살게 된다면 생명의 새로운 탄생을 보게 되는 엄청난 환희로움이 아니겠습니까? 초고를 시작한 지는 수년 전으로 알고 있습니다. 자꾸 만지고 가다듬느라 몇년의 세월을 더 보낸 것이겠지요.

제가 추천사를 쓰는 것이 과분한 호사인 줄 알면서 이경아 선생과의 만남이 약사대체의학연구소 강의를 통함이었기에 이경아 선생의 역저를 통해 한국 대체의학 분야의 또 다른 지평이 열릴 것을 기대하면서 추천사를 씁니다.

내용이 아무리 좋아도 실천이 따르지 않으면 백약이 무효이듯 책의 내용이 좋아도 "읽기에 좋았다."로 끝난다면 아무 의미가 없을 것입니다. 독자들이 책을 읽으시고 과감한 실천을 시작하시기 바랍니다. 이경아 선생 수고 했습니다.

이우정

한의원 두이비안 원장

저자는 고치기 어려운 만성 피부질환을 주제로 하여, 병의 깊은 곳까지 헤아리며 삶의 전반에 걸친 반성까지 요구하며 쉽지 않은 내용을 다각도로 풀어내었습니다. 고생하고 있는 병이 의사만 잘 만나고 약만 잘 만나서 그저 며칠 약을 먹으면 낫는다면 좋겠습니다. 정상에서 벗어난 몸의 상태가 아무런 마음 고생 없이 약으로만 나을 수 있는 상황이면 좋겠습니다. 그러나 알게 모르게 이미 자연에서 멀어져 나온 인생들은 멀어져 나온 것만큼 그 대가를 치르고 있습니다.

단지 피부에 조금 이상이 생겼을 뿐인데, 시작은 작았는데, 아 내가 뭔가를 잘못했는가보다 하고 한 번 더 나를 돌이켜 보았는 데도, 피부의 이상은 없어지지 않고 날이 갈수록 심해지고, 엄청난 인내력을 요구하며 삶의 질을 떨어뜨리게 됩니다.

세상의 모든 의사들이 병을 고쳐보고자 머리를 싸매고 연구하여 방법을 제시하지만, 그 제시된 방법들이 실험실에서 면역체계를 가지고 있는 동물에게 인위적인 질병 상태를 만들어 약물을 투여한 것이기에, 실험실에서는 병이 치료되는 정확한 기전機轉을 보이게 됩니다.

　그래서 건강한 사람에게 단순한 병이 생긴 경우에는 그 약으로 병을 고칠 수 있을 테지만, 실제의 임상에서는 많은 경우 건강한 면역체계를 갖고 있지 않기에, 약물을 투여했을 때 사용설명서에 나와 있는 것처럼 기대되는 반응을 보이는 경우는 많지 않습니다.

　오히려 이런 저런 약들이 다른 부분에 좋지 않은 영향을 미쳐, 날이 갈수록 작게 시작한 병들이 커지고 커져서 몸과 마음을 괴롭히는 심각한 상태로 우리를 이끌고 가는 것입니다.

　쉽지 않은 질병으로부터의 탈출을 위해서는 이제까지 해오던 방식을 바꾸어야 할 때가 온 것입니다. 병뿐만이 아니라 자신에 대해 전반적인 관찰과 변화가 필요한 것입니다. 이제는 정말 미루어 왔던 마음의 변화를 요구하니, 마음을 바꾸지 않을 수 없게 된 것입니다. '잘 정제된 약으로만은 이 병을 고칠 수 없구나.' 라는 자각이 필요합니다. 그리고 짧은 노력으로는 이 병을 고칠 수 없다는 것을 알아야 합니다.

　이 책을 읽게 되면 일단 많은 치험治驗 사례를 통하여 알게 되는 것이 있습니다. 고생해 온 병의 기간만큼, 좋은 약을 만났어도 치료되는 데 짧지 않은 시간이 필요하다는 것을 알게 됩니다. '기가 막히게 좋은 치료를 만나면 일주일만, 한 달만 먹으면 이 염증이 없어지겠지.' 하는 근거 없는 기대감을 가지고 있는 자신의 상태를 일깨워 줍니다. 좋은 치료를 만나도 3개월, 6개월, 1년, 혹은 1년 반 이상의 시간이 필요하다는 것을 알게 됩니다. 좋은 치료를 만나서 병과의 씨름에 승산이 있는 싸움을 시작할 수 있어도, 본인의 생활 전반에서의 변화를 요구하는 부분을 충족시켜야 한다는 것을 알게 해 줍니다.

항상 전체를 보아야 병을 치료할 수 있다고 말합니다. 병만 보면 병을 잡을 수는 있지만 그 병을 앓고 있는 사람까지 잡는다는 것을 다 알고 있습니다. 그러나 여태까지 우리는 병만을 해결하는 관점이 쉬웠기에 간단한 치료법, 빠른 치료법, 강한 치료법을 알게 모르게 마음에서 원해 왔습니다. 그런데 희망적인 것은 병만을 치료하고자 하는 얄팍한 마음에서 시각을 돌려 인체의 면역체계를 건강하게 만들어 주는 치료로 방향을 돌렸을 때, 인체의 능력은 대단하여 앞에서 말한 서로 연결시키기도 어려운 심각한 질병들이 같은 치료 방법으로 치료가 가능하다는 메시지입니다.

또 한 가지는 병명만 들어도 어려운 아토피질환, 알레르기질환, 건선, 백반증, 베체트병 등의 피부질환과 만성질환을 접근함에 저자의 다각적인 접근방식을 통하여 아픈 이들을 위해 고민하는 깊은 열정과 삶에 대한 진지한 자세를 느낄 수 있다는 것입니다.

부디 이 책을 읽는 독자들이 고민에서 얻은 저자의 통찰력을 전수받아, 이 내용을 생활에까지 블렌딩하여 생로병사의 인생의 노정에서 조금이라도 쉼을 얻고 자신감을 얻어 앓고 있는 질병이 해결될 뿐 아니라 앞으로 생길 수 있는 질병에서까지 자유를 얻게 되길 바랍니다.

이 인

동국한의대 외래교수,
한의학 박사

건선과 백반증은 참 낫지 않는 병입니다. 대부분의 의사 선생님들도 거의 포기하는 질환입니다. 그런데도 이 어려운 난치병을 오랫동안 연구하여 마침내 책까지 내게 된 이경아 선생님에게 마음 깊은 찬사를 보냅니다. 건선·백반증 환자에게 좋은 정보가 되리라 생각합니다.

제가 이경아 선생님을 만난 것은 티베트 수미산 여행에서입니다. 티베트 고원의 달빛 속에서 많은 애기를 나누었습니다. 진리, 수행, 탐구심, 의학, 약학 등…. 넘기 어려운 수미산도 넘었습니다. 약 20여 명 되는 여자분 중에서는 이경아 선생님 혼자만 넘었던 것으로 기억됩니다. 중간에 저와 밀양도사님은 갑자기 힘이 빠져 절벽에 필사적으로 딱 들러붙어서 미끄러 떨어져 죽지 않으려고 한 적도 있는 위험한 곳입니다. 세르파의 도움으로 저도 살고 도사님도 살았습니다. 그러나 이경아 선생님은 세르파의 도움 없이 무난히 그 난관을 통과한 여장부입니다. 이렇게 이경아 선생님은 모험심, 탐구심, 용기, 끈기가 대단한 분입니다. 그리고 정말로 솔직담백한 성격입니다. 그런 사람이 건선·백반증을 끈기 있게 탐구했다고 합니다. 또 이경아 선생님은 약사입니다. 그러나 솔직 담백한 성격 때문에 자기네의 약점이 될 수도 있는 약의 폐해도 정직하게 고백해 놓았습니다.

건선·백반증을 피부의 문제로만 국한하여 피부질환의 국소치료만 하는 사람이 많습니다. 그러나 낫지 않습니다. 저의 후배 중에 건선·백반증만 전문으로 치료하는 의사가 있는데 평소 그 친구의 주장이 이경아 선생님의 책 내용과 거의 유사합니다. 몸의 면역력과 오장에서 피부까지의 기혈순행을 매우 중요시하고 자연 리듬에 맞는 생활습관과 스트레스 없는 청정심을 강조합니다. 그런 것이 전제되면서 피부약도 겸합니다. 피부약만 가지고는 낫지 않는다고 합니다. 설 건드리면 독한 약에 대한 내성만 강해져 더 불리하다고 합니다.

제가 보기에 이경아 선생님이 건선·백반증 책을 내게 된 배경은 다음과 같습니다. 첫째, 피부를 전문으로 보는 약국을 선대로부터 20년 이상 운영하면서 치료 노하우를 쌓아 왔습니다. 오랜 연구와 임상경험이 풍부했다는 것입니다. 선대로부터 전수받은 것에 본인의 연구와 노력이 더욱 가미된 것입니다.

둘째, 양약은 세균감염성질환에는 효과가 크지만 몸 전체의 면역력을 높인다거나 근본치료를 해야 될 때는 한계가 많고 장기간 약을 써야 될 때에는 부작용이 커서 면역력이 오히려 감소되는 것을 지켜보면서, 건강을 지키는 전문가로서의 안타까움이 컸다는 것입니다. 그래서 진실한 연구를 하게 된 것으로 알고 있습니다.

셋째, 정신공부를 많이 하게 되면 대중을 위하여 뭔가 하나는 봉사하고 싶다는 마음이 생깁니다. 제가 알기로 이경아 선생님은 부모에게도 효도하고 가정에도 봉사하고 많은 친구들에게도 덕을 끼치는 좋은 사람입니다. 살다보면 몇십 명에 한 명 정도는 그런 사람을 만나볼 수 있습니다. 그가 그런 사람입니다. 그런 좋은 정신으로 연구하는 마음을 낸 것입니다.

이경아 선생님은 건선·백반증에 관해서 연구와 임상을 많이 했을 뿐 아니라 평소 어떤 일에도 실력이 만만치 않은 사람입니다. 탐구심과 끈기도 대단합니다. 건선·백반증을 잘 치료하지 못하는 이유를 정확히 직시하고 있고, 그에 대한 교육과 지도법을 제시하고 있습니다. 특히 면역력, 자연치유력의 중요성을 잘 알고 있습니다. 마음이 올바르고 정직하니 환자들을 잘 인도할 것입니다. 이상이 바로 제가 이 책을 적극 추천하고자 하는 이유입니다.

김동오

자연요법 수방초 체인 회장,
약학 박사

이경아 약사님의 책을 오랫동안 기다렸습니다. 수많은 임상을 거치고 고민하며 오랜 시간 견디었습니다. 옆에서 그간의 노력을 지켜본 사람으로서 이경아 약사의 마음이, 건강하고 튼튼한 아이를 잉태하여 낳은 산모의 심정이 아닐까 생각합니다. 정말 애 많이 썼고 힘든 시간 버티었습니다.

같은 약사로서 서로 많은 것들을 나누었습니다. 만성 피부질환을 앓는 사람의 조건, 즉 체질, 영양, 환경, 스트레스 등에 대해 이야기를 나누면서 온갖 고민을 했고 이런저런 시도들이 쌓여 임상이 되고 확신을 얻게 되었습니다. 약국에 오는 한두 고객의 치유가 아니라 전국의, 아니 세계의 만성, 난치성 피부병을 앓는 이들이 이 책으로 통찰을 얻고 완치가 되기를 확신하며 기원합니다.

부작용 없는 자연요법으로 환자의 건강에 끝까지 책임지려는 자세는 치료자인 우리 모두 가져야 할 매우 중요한 것입니다. 오랫동안 고생해

온 환우분들 모두 건강하고 아름다운 몸과 마음으로 거듭나시기를 진심

으로 바라마지 않습니다. 이경아 약사님 정말 수고 많았습니다.

김해의 '우리약국' 은 30년 동안 피부질환을 주로 다루어 온 곳이다. 이곳에서 필자는 15년째 일해 오고 있다. 이전에 계시던 약사님과 그 부친께서 갈고 닦은 덕에 이미 피부병은 우리약국이라는 공식이 생긴 터였다. 그런데 필자가 이곳에서 시대가 요청하는 자연요법을 바탕으로 한 면역블렌딩요법으로 만성 피부질환을 다스려야겠다고 마음먹은 계기가 있었다.

필자 이전의 분들은 양약을 위주로 치료하시면서 진균성(곰팡이 질환), 세균성, 바이러스성 등 감염성 피부질환에는 탁월한 치료를 해 오고 계셨다. 그러나 양방의 피부질환 약들이 가지는 문제점과 감염성질환이 아닌 체질에서 오는 질환(유전적, 체질적 특성이 강한 피부염)과 생활습관, 식이요법, 스트레스성 피부질환을 치료하기에는 부족한 점이 있었다. 양방의 약들, 주로 스테로이드, 항히스타민제, 항생제, 진통제 등은 탁월한 효과에도 불구하고 부작용과 재발 가능성이 너무 높다. 장기간 쓰기에 문제점이 많아 환자뿐 아니라 약사의 입장에서도 불만과 부담감이 너무나 컸다. 그 때문에 약사로서의 정체성에 회의를 느낀 적이 한두 번이 아니었다. 그러다가 QRS(Quantum Resonance Spectrometer, 양자공명분석기)를 도입하게 되었고 면역력이 의미하는 바를 실감하면서 치료란 참으로 종합적이고 조화로워야 한다는 것을 절감하였다.

한 개인의 질병에 대한 치료라는 것은 '하나의 약' 으로만 해결되는 것이 아니다. 진정한 치유는 조화롭고 상생하는 약들의 조합뿐 아니라 생활습관, 마음가짐, 올바른 음식, 지성의 수준(질병과 건강 그리고 자신에 관해 얼마나 깊이 이해하느냐의 정도), 환경오염, 체질 등 정신적, 영적, 신체적 균형과 사회적 관계 등의 유기적 관계성 속에서 다루어져야 함을 깨닫게 되었다. QRS 이후 자연요법, 단식, 요요법(오줌요법), 파동요법, 동종요법, 분자 교정의학 등을 받아들이면서 어떤 방법이 가장 면역력을 높일 수 있을까를 이론적, 임상적 경험을 토대로 나름대로 정리한 바가 있어서 이 책을 집필하게 되었다.

이러한 임상을 바탕으로 면역력을 높일 수 있는 여러 방법들 중 상승작용이 있는 것들을 함께 조화롭게 이용함으로써 빠른 시간 안에 면역력을 높이고 치유력을 최대화하게 되었다. 이것을 '면역블렌딩요법' 이라 이름하여 조화롭고 상생하는 치유를 나름대로 확립하였다. 피부질환뿐 아니라 어떠한 질병도 이런 균형과 조화의 치유 논리에서 벗어나지 않으리라 생각한다. 모쪼록 이 한 권의 책이 피부질환뿐 아니라 질병으로 고통받는 많은 분들에게 조금이나마 도움이 되었으면 하는 바람이다.

이 책을 접하면서 '나는 대체 무엇이 문제이기에 낫지 않는 것일까?' 를 생각해 보는 계기가 되고 자신을 조금이라도 알게 되는 시간이 되었으면 좋겠다. 그리고 오랫동안 고생해 왔던 만성 피부질환을 근절하는 계기가 되기 바란다.

2010년 10월

우리약국 대표약사 이 경 아

CONTENTS

CONTENTS

면역력을 높이는 치료 방법 이전에 우리의 건강을 위해 알아두어야 할 점이 있다. 바로 건강과 질병을 대하는 태도와 마음가짐이다. 다음의 몇 가지 점들을 염두에 두고 이 책을 읽어 나간다면 더할 나위 없이 좋을 것이다.

들어가기에 앞서…

: : 건강해야 예뻐진다

이제 많은 사람들이 성형수술 앞에 너무도 당당하다. 약국에 오는 많은 이들은 "코를 조금 높였어요" "턱을 좀 손봤는데요…" 하면서 자신이 성형한 사실을 전혀 거리낌 없이 말하곤 한다. 필자의 기억으로 얼마 전까지만 해도 성형사실을 말하기 꺼리거나 숨기려고 했던 것 같은데 요즘은 이상하리만치 당당함에 새삼 놀라곤 한다. 예쁘고 날씬한 것이 진정 경쟁력이 되고 살아가는 데 큰 도움이 되는 모양이다. 오히려 성형을 하지 않는 사람들을 현실감이 떨어진다거나 능력 없는 사람으로 생각하는 듯도 하다.

필자의 경우는 십 대 때 여드름을 짠 자국이 조금 있다. 그래서 필자에게도 손 좀 보란 뜻으로 피부 관리를 권하는 사람들도 있다. 그럴 때면 웃으며 "중이 제 머리 못 깎는가 봅니다." 하고 만다. 남자들도 피부 미용에 관심이 많아 약국에서 코팩이며 화이트닝팩을 심심치 않게 사 가곤 한다. 여자들이야 말할 것도 없다. 돈이 얼마가 들더라도 피부미용에 관심을 가진다. 몸이 좋지 않은 것은 둘째고 피부만 좋으면 된다고 생각하는 사람들도 많다.

피부는 그 사람의 건강 수준을 적나라하게 드러낸다. 혈색과 피부결, 청탁, 질환의 종류와 위치 등 그 사람의 내장 상태를 잘 나타내 준다. 그 냥 예뻐질 순 없다. 순간적인 아름다움은 비싼 돈 들여 피부미용실에 가서 마사지 열심히 받으면 된다. 잠시나마 촉촉하고 생기 있어 보일지도 모른다. 그러나 그것은 정말 잠시다. 안에서부터 올라오는 싱싱함과 청결함은 내장이 깨끗할 때 비로소 유지가 된다. 비싼 마사지 안 받아도 깨끗한 혈액이 피부를 촉촉하게 만들어 준다.

그렇다면 어떻게 해야 건강하고 아름다운 피부를 가질 수 있을까?

요즘에는 밤낮이 거꾸로 된 사람들이 많다. 직장을 가진 사람이건 아니건 간에 밤에 일어나 뭔가를 한다. 청소년이나 젊은이들은 밤에 앉아 컴퓨터와 씨름하고 있다. 지루성 피부염과 건선, 여드름 등은 몸도 제대로 움직이지 않고 라면, 빵, 음료수 등 손쉬운 음식들을 놓고 컴퓨터와 살고 있는 많은 젊은이들에게 잘 온다.

최근 탈모와 더불어 지루성 피부염으로 비듬이 심한 20대 후반의 남성을 상담하면서 새벽까지 컴퓨터와 살고 있다는 말을 들었다. 한두 사람이 아니다. 이런 경우는 젊거나 아니거나 면역력도 상당히 떨어져 있고 소화기계에도 문제가 있는 경우가 많으며 대체로 비만도도 높다. 지방대사가 원활하지 못하므로 체지방이 쌓이고 가만히 앉아 컴퓨터에만 몰입하고 있으니 상기증(가슴 위로 열 오름)이 잘 생겨 두피에 산소와 영양 공급이 불충분하여 목 위로 피부질환이 잘 생기게 된다. 이런 사람들은 스트레스에도 대단히 민감하여 열을 잘 받고 짜증을 잘 낸다. 현실과 자신의 생각과의 괴리가 너무 커서 현실 대처도 잘 못하게 된다. 망상에 잘 빠지고 감정의 기복이 커서 스트레스성 질환, 즉 자율신경실조증에 잘 걸리며 피부도 민감하게 반응하게 된다. 피부를 다스리면서 동시에 자신의 생활 리듬이 개선되지 않으면 결코 깨끗하고 촉촉한 피부를 유지할 수 없을 것이다. 밤에 분비되는 호르몬 체계가 원활치 않으면 푸석하거나 끈끈한 피부와 컨디션을 가질 수밖에 없는 것이다.

피부는 단순히 몸의 껍데기가 아니라 몸과 마음의 산물이며 생활의 결과물이다. 그러니 자신의 라이프 사이클, 즉 생활 리듬을 알고 관리해야 한다.

: : 피부질환을 계기로 진정한 건강을 찾아야 한다

필자의 경험을 말하자면 20대 중반까지 여드름이 매우 심했었다. 약대를 갓 졸업하고도 여드름이 계속 나서 종종 짜증이 났지만 정확한 원인을 알지 못했다. 체질적으로 위장이 약하고 예민한 몸과 마음을 가지고 있어서 조금만 신경을 쓰거나 음식을 잘못 먹으면 탈이 나기 일쑤였고 잠도 제대로 자지 못했었다. 그런데다 아버지께서 빵이나 밀가루 음식, 아이스크림을 좋아하셔서 거의 매일 밤마다 본젤라또 아이스크림과 빵을 먹고 자다시피 했고 어머니 역시 육식을 좋아하시니 반찬에 고기 빠지는 날이 거의 없다시피 했다. 소화기계가 약해 속이 거북한 데도 그런 식으로 음식을 먹으니 얼굴과 몸에 피부염이 끊이지 않았고 병원과 한의원을 다녀도 효험이 없었다. 그런데 그 많은 병원과 한의원에서조차 평소 음식 습관에 대해 한 마디도 해주지 않았었다. 그러니 약을 먹어도 전혀 나아질 기미가 없었던 것이다.

그러나 약국을 하면서 임상약학을 듣고 여러 가지 영양물질과 한방, 약초 등을 환자들에게 응용하면서 끈질긴 여드름도 점점 자취를 감추었다. 태극권을 하면서 생활 리듬을 규칙적으로 가졌고 생식을 하고 약초를 복용하면서 혈액순환과 소화기계가 매우 좋아졌다. 지긋지긋하던 여드름과 검붉은 자국도 깨끗해져서 따로 좋은 화장품을 쓰거나 마사지를 받지 않았는 데도 맑은 피부를 유지하게 되었다.

그런 경험이 있기에 필자는 약국에 오는 만성 피부질환자들에게 생활 습관에 대해 더 유심히 묻곤 한다. 피부는 원인이 아니라 결과란 사실을 인식시키기 위해 나름대로 애를 쓰지만 나을 사람들만 필자 얘기를 듣는다. 피부가 먼저가 아니라 건강이 먼저임을 수십 번 수백 번 말했다고 해도 늘 그 말을 할 수밖에 없다. 대부분의 만성 피부질환자들에게 상담 신청서를 작성케 하고 QRS(양자공명분석기)를 통한 머리카락 분석으로 면역기능을 확인하는 것이 우리약국에서의 일차적인 일이 된 것은 우연이 아니다. 그 사람의 면역기능을 스스로 확인시켜서 자각하게 만드는 것이 치료의 우선이라 생각하며, 그것이 근본 치유로 가는 첫 번째이기 때문이다.

: : 자연친화적인 방법으로 근본적인 치유를 해야 한다

약대를 졸업하고 처음 환자를 대할 때는 흔히 말하는 양약(특히 항생제, 스테로이드, 소염진통제, 항히스타민제 등)으로 환자를 대했었다. 그런데 조금 좋아지다가 곧 반복하거나 악화가 계속되었다. 필자도 손님도 지칠 수밖에 없었다. 병원에 다니기를 수 년, 수십 년을 한 사람들을 계속 접할 때는 절망감마저 들었다. 가지도 못하고 안 가지도 못하기를 거듭하는 사람들을 보며 무력감과 동시에 분노가 일었다. 약사로서 직무유기를 하는 것 같았고 이대로는 약국도 그만두고 싶었다. 단순히 재발하는 정도를 넘어서 면역체계뿐 아니라 내장 기능까지 손상이 오고 스트레스까지 겹쳐 몸이 만신창이가 되는 것 같아 이래서는 안 되겠다는 생각을 뼈저리게 하게 되었다. 피부염이 만성화되어 병원에서 오랜 치료를 받은 사람들이 당뇨병이 생기거나 혈압이 높아 그와 관련된 약을 복용하는 모습을 자주 목격하게 되었다.

　한때 단식하러 지리산 중산리에 머문 적이 있다. 그때 민박집 할머니가 드시는 음식을 보고 깜짝 놀랐다. 직접 농사를 지은 잡곡밥(흰쌀은 한 톨도 없었다)과 직접 키운 오리알, 물김치, 배추김치, 나물로만 식사를 하셨는데 늘 그렇게 드시냐고 여쭈었더니 그렇다고 했다. 원래 당뇨

수치가 700이 넘었고 고혈압에 관절염을 앓아 약을 엄청나게 많이 복용했다고 하셨다. 그런데 지리산에 들어와 농사를 짓고는 직접 재배한 음식을 규칙적으로 먹으면서 일하니 마음도 편하고 그렇게 생활한 지 6개월도 안 되어 모든 것이 정상이 되었다고 하셨다. 70이 넘으셨는 데도 얼굴빛이 그렇게 고울 수가 없었다. 평생 서울에 있는 아파트에서 귀부인처럼 살았을 때는 온갖 근심이 있어 괴롭더니 나이 들어 이런 생활을 할 수 있게 되어 더 고맙다고 하셨다.

요새 김해에 뜻있는 분들과 함께 '걷사모'를 만들어 주말이면 새벽에 산을 오르곤 한다. 직업도 다양해서 대학교수님, 분식집 아저씨, 화가, 환경단체 사람들, NGO 운동가들 등과 이런저런 얘기를 나누면서 환경과 건강, 사람들에 대한 의견을 주고받는다. 개인적인 텃밭을 가꾸는 사람들이 대부분이다.

자신이 먹을 음식을 손수 가꾸고 남으면 서로 나누어 먹는다. 이분들은 정말 심신이 건강하다. 아픈 곳도 거의 없고 있어도 가볍다. 때때로 건강 상담을 해주곤 하는데 아무도 심각한 질환이 없다. 누구나 그런 생활을 할 수는 없을 것이다. 그러나 마음만 먹으면 잠시라도 짬을 내어 자연을 접할 수 있다. 음식, 공기, 하늘, 땅… 잠시라도 자연을 대하고 자연과 합하는 마음이야말로 건강으로 가는 지름길이라 할 수 있다. 질병에 걸렸다면 화학적인 약품보다 자연친화적인 방법으로 얼마든지 근본 치유를 할 수 있다. 그것이 정말 치유다. 필자는 약국에서나마 자연치유적인 것들을 접하게 해주고 싶었다. 자연을 접하면 작은 나보다 큰 나를 만나고 정서와 생각이 안정되고 편안해짐을 알 수 있다. 스트레스 받았던 마음까지 편안해진다. 주위를 보게 되고 환경과 지구를 느끼게 된다. 모든 사람이 운동가가 되기를 바라지는 않지만 관심을 가지고 자연스레 동참할 수 있다. 무엇이든 자연스러울 때 진짜 치유가 일어나는 법이다. 평소 할 수 있는 만큼 자연과 자연적인 것들을 대하기를 바란다.

: : 스트레스를 다스려야 한다

만성 피부질환자 중에 스트레스가 관여하지 않은 경우를 거의 보지 못했다. 어린 아이까지 스트레스에 노출되어 온갖 피부병을 앓는다. 아토피에 음식물이 크게 관여하기도 하지만 부모님과 환경에서 오는 스트레스가 말 못하는 아이들의 피부에 작용하는 것이다. 물질적인 방법도 중요하지만 자신의 생각과 정신을 관리하는 것 또한 피부질환을 이기는 데 근본적으로 도움이 된다.

대부분의 사람들이 질병을 대할 때 스트레스가 주는 영향을 전적으로 간과하는 것을 본다. 정신적으로 고통을 겪어 온 것 때문에 일어난 만성질환이 대부분인 데도 그것을 치료에 개입시키지 않고 약으로만 달래려 한다. 스트레스 문제를 언급하면 싫어하는 사람들이 많다. 이미 다 알고 있다는 것이다.

정도의 차이가 있지만 거의 대부분의 모든 사람들이 정신병을 앓고 있다. 실상과는 다른 생각으로 자신을 한정 짓고 굴레에서 헤매며 병을 만든다. 자신의 생각이 자신의 감옥이 되어 온갖 것들을 만들고 있는 데도 그것을 전혀 인식하지 못한다. 모든 것이 자신 외의 것들, 타인들에 원인이 있다고 생각하기에 병이 나아도 낫는 것이 아닌 경우가 많다. 개인마다 독특한 생각이 독특한 질환을 만들어 내고 면역 체계에 관여한다는 사실을 알고 자신의 건강과 질병에 책임을 져야 한다. 이 책에서는 스트레스란 무엇이며 왜 생기는지, 어떻게 해소해야 하는지에 대해서도 나름대로 정리하였으니 참고하기를 바란다.

: : 몸과 마음은 연결되어 있다

몸과 마음이 밀접한 관계라는 것은 모두가 상식적으로 알고 있는 사실이다. 그러나 수치로 그것을 확인시켜 주는 것이 있다. 바로 QRS이다.

QRS란 원자 레벨의 자기장의 형태를 포착하여 자기장의 혼란, 즉 이미 질병의 징후를 나타냈거나 장차 나타나게 될 기미를 감지하여 이를 바로잡는 것을 목적으로 하는 초고감도 미약 자기 측정 장치이다. MRA와 원리는 같으나 영상으로 나타낼 수 없다.

QRS에 나타난 현대인의 면역력을 통해 생활습관과 스트레스가 건강과 얼마나 밀접한지 알 수 있다. 현대인들을 대상으로 측정해 보면 면역기능이 놀랄 만큼 많이 떨어진 경우를 볼 수 있다. 기공을 오래 했거나 자연요법을 오래 한 사람들, 마음을 닦아서 삶의 핵심에 도달한 사람들, 자연의 리듬에 맞는 생활습관을 가진 사람들은 실제로 면역기능이 상당히 높게 나타나지만 그렇지 않은 대부분의 사람들은 면역력이 낮게 나온다.

- 심신이 균형 있는 사람의 면역 기능 : +24 이상(+30 이상인 사람도 있다.)

- 일반적으로 건강한 사람의 면역 기능 : +17~18 이상

- 만성적으로 피로를 느끼거나 만성병이 있는 사람 : +15 이하

- 만성적으로 알레르기를 가진 사람 : +15 이하

- 베체트병, 건선, 중증의 아토피 등 : +13 이하

면역 기능이 +15 이하인 경우는 자율신경실조가 나타나고 신경계가 마이너스(-)이면서 호르몬 상태도 불균형적이다. 또한 간, 심장, 콩팥, 췌장, 위, 대장 등 오장육부의 기능이 전반적으로 좋지 않으며 중금속(납, 수은, 아연, 카드뮴, 알루미늄 등)과 그 외 독성 물질들이 상당히 많이 검출되고 있음을 볼 수 있다. 스트레스 자체의 수치 역시 높게 나타나며 그런 경우는 감사하는 마음이 없는 것과 자기 중심성이 강함을 QRS상에서 확인할 수 있다. QRS는 육체의 파동뿐 아니라 정신의 파동(마음의 파동)도 나타내 주기 때문이다. 정신적인 상태도 코드화하여 파악할 수 있기에 마음의 의학이라 말하기도 한다.

앞으로의 의학은 몸과 마음을 동시에 보는 의학이라야 한다. 몸과 마음을 동시에 보기 위해서는 현대 과학의 최첨단인 양자역학을 이해해야 한다. 하이젠베르크의 불확정성의 원리는 속도와 위치를 동시에 측정할 수 없음, 즉 주관성의 법칙을 과학으로 증명한 것이다. 나비효과 또한 마찬가지다. 우리의 한 순간의 마음가짐과 선택이 어떤 결과를 가져오

는지 명백히 입증된다는 것이다.

　의사가 환자를 어떻게 보느냐 또는 환자가 자신의 몸을 어떻게 보느냐가 질병의 치료에 절대적임에도 불구하고 그런 주관적인 판단은 무시한다. 다만 몸을 물질로서만 바라보는 오류를 반복하는 것이다. 양자의학의 핵심은 몸과 마음의 관계이며 모든 것이 하나로 연결되어 있다는 것이다. 그래서 환자 스스로 자신에 대한 믿음과 신념을 회복할 수 있다. 양자의학의 에너지와 물질의 관계를 이용한 면역블렌딩요법은 우리 몸과 마음을 돌아보며 인간과 인간, 인간과 지구의 생명과 환경을 살리는 근본 치유로의 길임을 확신한다.

　건강의 핵심은 면역이다. 면역을 살리는 방법은 무엇이든 서로 조화를 이루며 함께 해야 한다. 환자 스스로 자신의 면역력을 키우고 스스로 건강을 되찾기까지, 또한 건강을 계속 유지하기 위하여 양자의학을 바탕으로 한 면역블렌딩요법을 이해하고 실행할 수 있길 바란다.

Part 1

잘 낫지 않는
만성 피부질환
5가지

만성 피부질환은 흔히 알고 있는 것에서부터 일반적으로 잘 알려지지 않은 것까지 다양하다. 여기서는 일반인들도 잘 알고 있지만 병원 치료로는 잘 낫지 않을 뿐 아니라 오래되고 자주 재발하는 것들을 주로 다루었다. 주로 체질적 이상에서 오는 피부질환을 말한다. 세균성, 진균성 피부질환은 대체로 병원에서도 잘 낫는다. 항생제 계열을 쓰면 균이 사멸하기 때문에 원래의 피부로 돌리기가 쉽다. 그러나 그나마도 면역이 너무 낮은 경우와 혈액이 탁한 경우는 균의 번식력이 더 강해 자주 재발하기 쉽다. 대표적인 만성 피부질환인 아토피, 알레르기, 건선, 백반증, 베체트병, 기미 등에 대해 알아보자.

01 아토피는 '혈의 오염'

10년 전만 해도 요즘과 같이 아토피 환자가 많지 않았던 것 같다. 그리고 빠른 시일 내에 치료가 되었는데 요즘은 증세도 매우 심각해지고 잘 낫지 않아 발병 후 몇 년이 지나는 것은 보통이고 10년을 넘기는 경우도 많다.

아토피는 급성, 아급성, 만성의 경과를 취하는 가려운 피부질환으로 꽃가루 알레르기, 피부염, 천식, 알레르기성비염과 동반되는 유전적 임상 상태로 과민증의 한 유형이다.

아토피는 알레르기성질환에 대해 가족적 경향이 있는 사람에게 잘 생기며 수시간 또는 수일 뒤에 증상이 나타나는 지연형 과민증(알레르기)과는 다르다. 대부분의 환자가 영아기부터 12세 사이에 발병한다. 60%는 생후 1년 이내에 발생하며 30%는 생후 5년 이내, 10%는 6세에서 20

세 사이에 발병한다. 최근에는 성인에게서도 많이 발견되고 있으며 치료하지 않으면 수개월 내지 수년간 지속된다.

피부염의 분포는 접히는 부위, 목의 앞과 옆, 눈꺼풀, 이마, 얼굴, 손목, 발등과 손등에 흔히 발생하며 전신적으로 분포한다. 아토피 피부염 환자들은 대개 건조한 피부를 가지고 있다. 가려움증은 아토피 피부염의 가장 중요한 증상으로 긁게 되면 가려움증 → 발진 → 가려움증의 악성순환을 하게 된다.

아토피 피부염의 악화요인은 알레르기(접촉성 항원, 음식물, 흡입제 등), 목욕을 너무 자주하거나 손을 너무 자주 씻어 건조한 피부, 정신적 스트레스, 호르몬, 임신, 월경, 갑상샘질환, 감염(세균, 진균, 바이러스 등), 계절적 변화(여름에 호전, 겨울에 악화), 의류(울이나 담요의 피부와의 직접 접촉 등) 등이다.

아토피는 이름에서도 알 수 있듯이 현대의학에서는 원인을 알 수 없는 것으로 파악한다. 그러나 원인 없는 결과가 어디 있겠는가? 좁은 범주에서 원인을 찾으면 근본 치료는 없다. 열려 있는 자세가 중요하다.

자연요법자들은 한결같이 흙과의 단절을 아토피의 주된 이유로 꼽는다. 인간은 보통 흙을 통해 자연 면역력을 키우는데 흙과 자연과의 단절로 인해 약해지고 과민화되었다는 것이다. 그것은 확실히 맞는 말이다. 필자는 또한 아토피의 원인을 대부분의 모든 만성질환과 마찬가지로 '혈의 오염'으로 본다. 한 마디로 피가 탁하다는 뜻이다. 그럼 아이들의 아토피도 탁한 피에서 왔단 말인가? 그렇다! 아이의 부모들은 요즘에야

말귀를 알아듣는다. 몇 년 전만 해도 아이의 피가 탁하다고 하면 피식 웃었다. 아이가 도대체 무얼 했길래 피가 탁하냐는 뜻이다. 아이의 아토피를 이해하는 것은 우리 사회를 이해하는 것과 같다. 아이뿐 아니라 지구와 인간의 총체적인 건강의 수준을 이해하는 계기가 된다. 요즘 아이들의 면역 수준은 도저히 이해가 가지 않을 정도다. 몸 수준이 아이들의 상태가 아닌 것이다. 혈액의 오염 원인, 즉 피가 탁한 원인을 알아보자.

사실 증상만 다를 뿐 모든 만성 피부질환과 그 외 만성병의 원인이 바로 그것이다.

● **태아 때 엄마가 스트레스를 많이 받은 경우**

● **태아 때 엄마나 아빠가 먹은 음식물의 영향** : 화학조미료, 인스턴트식품, 밀가루, 설탕류, 육류, 각종 음료수, 술, 커피, 담배 등

● **태어나서 먹은 음식물들** : 분유, 오염된 모유(스트레스 받으며 모유 줄 때, 산모가 육식과 인스턴트식품 위주로 먹어 왔거나 현재에도 음식을 아무 것이나 먹을 때), 과다한 우유 섭취, 밀가루 음식, 육류, 각종 튀김류, 음료수, 화학조미료, 설탕류 등

● **환경오염물질과의 접촉** : 공기가 탁한 곳, 오염된 물, 세제, 전자제품, 화장품, 장난감, 벽지 등과의 접촉

● **과잉보호로 아이들이 많이 먹으면서 움직이지 않는다** : 컴퓨터나 TV 앞에 앉아 맛있는(?) 음식(기름지고 단 음식)을 먹으며 운동은 부족할 때

● **적어도 학교 갈 때 쯤에는 낫는다던 아이들의 아토피가 낫지 않을 때** :

초등학생, 중학생, 고등학생 즉 청소년의 아토피

● **부모들에게 직·간접으로 받은 스트레스 :** 애정 결핍, 너무 많은 기대, 부모의 불화, 구타하는 부모, 걱정이 많은 부모 등

● **약의 과잉 복용 :** 아이들에게 너무 많은 해열제, 항생제, 항히스타민제를 투여한다. 이것은 너무나 심각한 문제다. 열이 나면 곧장 해열제를 먹이고 콧물이 조금만 노랗게 나와도 항생제와 항히스타민제를 먹인다. 심지어 모기에 물린 피부조차 스테로이드가 든 약을 바른다.

아토피는 유전적 요인이 30%라는 말을 한다. 부모 모두 알레르기나 아토피, 그 외 피부질환을 자주 겪는 경우라면 아토피 확률이 상대적으로 클 수 있다. 그러나 유전적인 요인보다 더 중요한 것은 후천적인 노력, 즉 환경과 생활습관, 성격의 개선이 어떤 것보다 우선한다. 금기식품(인스턴트, 설탕류, 육류, 튀김류, 유제품 등)을 자연식과 전통식으로 전환하며, 오염된 환경을 쾌적하고 깨끗한 환경으로 바꾸어 주어야 한다.

그리고 항생제, 스테로이드제, 항히스타민제, 해열진통제 등을 삼가며, 아이들에게 인삼, 녹용 등 뜨거운 약을 피해야 한다. 이러한 약물들은 열을 부추겨 가려움과 습진을 더 악화시키는 요인이 된다.

특히 어른들의 아토피는 스트레스에 의한 교감신경 자극으로 아드레날린의 과다 분비와 밀접한 관련이 있다. 또한 어른들의 스트레스가 아이에게 직·간접으로 영향을 미친다.

 알레르기는 내 몸의 '과민반응'

알레르기란 어떤 외래성 물질과 접한 생체가 그 물질에 대하여 정상과는 다른 반응을 나타내는 현상이다. 생물체가 어떤 외래성 물질과 접하게 되면 항원항체반응抗原抗體反應에 의하여 생체 내에 급격한 반응 능력의 변화가 생기는데, 이를 알레르기라고 한다.

생체는 이종물질에 대해서는 그 항원에 특이적으로 반응하는 항체와 림프구를 생산하고 재차 항원과 접하면 여러 가지 면역반응을 일으킨다. 이 면역응답 또는 면역반응은 생체의 자기 보존을 위한 중요한 방어 메커니즘의 하나인데, 보통 생체에 대해 보호적으로 작용하지만 때로는 이 메커니즘이 생체에 불리하게 작용하여 장애를 일으키는 경우가 있다.

알레르기(Allergy)는 '과민 반응'이라는 뜻이다. 그리스어 낱말 allos가 어원이며, 이는 '변형된 것'을 뜻한다. 알레르기라는 용어는 1906년

프랑스 학자 폰 피케르가 처음으로 사용하였다. 알러지 또는 앨러지는 영어 발음, 알레르기는 독일어식 발음으로 한국어에서는 둘 다 혼용되어 통용된다.

알레르기 반응을 유발하는 항원은 알레르겐(allergen)이라고 하며, 전형적인 알레르겐은 꽃가루, 약물, 식물성 섬유, 세균, 음식물, 염색약, 화학물질 등이 있다. 면역계에는 항원에 대항하여 신체를 지키기 위한 몇 가지 방어 메커니즘이 있다. 이들 중 많은 종류는 림프구로, 특정 항원에 반응하기 위해 특이화되어 있으며, B세포와 T세포가 이에 해당한다.

B세포는 항원에 결합하여 항원을 파괴시키고 중화시키는 단백질인 항체를 생성한다. T세포는 항체를 생산하는 대신에 항원에 직접 결합하여 공격을 자극한다. 알레르기 반응은 즉시형 알레르기 또는 지연형 알레르기로 나타나는데, 항원이 B세포나 T세포 중 어느 세포와 반응하는지에 따라 결정된다.

알레르기로 인해 일어나는 질환에는 자가면역질환, 교원병 등을 포함하여 여러 가지 질환이 있으나, 일반적으로 알레르기성질환이라고 하는 경우에는 아토피성질환이 주主가 되는 고전적 알레르기성질환을 가리킨다.

즉 아나필락시스 쇼크(음식물, 주사, 페니실린, 곤충 등에 의한 호흡곤란이나 저혈압, 의식불명 등 극단적이고 심각한 형태의 알레르기) · 알레르기성 비염 · 화분증 · 기관지천식 · 약제 알레르기 · 음식 알레르기 · 두드러기 · 습진 · 아토피성 피부염 · 알레르기성 접촉성 피부염 등이 이에 해당된다.

알레르기를 일으키는 원인들을 살펴보면 다음과 같다.

● **직업** – 직업상 화학물질에 자주 접촉하는 경우와 밤낮의 주기가 바뀌는 직업일 경우 알레르기를 일으킬 확률이 높다.

● **식생활 요인** – 평소에 먹는 음식, 술과 담배의 정도, 잦은 외식, 육식이나 인스턴트식품의 섭취 정도나 우유나 유제품의 섭취가 많은지의 여부

● **체질상의 특성**

① **비위가 약한 체질** – 음식물 소화가 안 되면 음식물 자체가 항원이 될 수 있다.

② **간 기능이 약한 체질** – 해독 기능에 문제가 있고 지방대사가 안 되어 피가 탁해지면 알레르기를 유발할 수 있다.

③ **신, 방광이 약한 체질** – 소변 배출에 이상이 있으면 몸이 붓거나 심장에 부담을 주어 알레르기를 유발할 수 있다.

④ **심장이 약한 체질** – 심장이 약하면 오장육부 전반이 약하고 신경이 예민하여 여러 질병을 유발하며 자율신경 이상으로 독소 배출에 문제가 있을 수 있다.

⑤ **폐, 대장이 약한 체질** – 대장이 약하면 세포 구석구석 산소 공급이 잘 안 되고 배설에 장애를 일으켜 알레르기 체질이 될 수 있다. 현대인에게는 이런 경우가 매우 많다. 체질적으로 이런 경우가 가장 많다고 볼 수 있다. 스트레스를 받거나 오염의 이유로 혈액이 정체되고 혈관이 수

축하면서 배설기능에 이상이 생기는 경우가 많은 것이다. 장의 숙변은 만성 피부염뿐 아니라 혈액의 오염으로 인해 몸 전체의 면역에 직접적으로 관여한다.

● **스트레스를 많이 받았는지의 여부** - 스트레스는 만병의 근원이고 특히 만성피부염이나 그 외 만성질환자에게 있어 스트레스는 절대적인 의미를 가지고 있다. 스트레스를 장기간 받은 경우는 머리부터 발끝까지 신경의 긴장으로 인해 혈관계의 문제와 오장육부의 전체 기능에 이상이 올 수 있다.

● **과로를 하는 경우** - 집안일이나 직장일로 과로하는 경우는 휴식의 부족으로 신경계의 긴장과 오장육부의 지나친 활동량으로 교감신경 작동, 활성산소 방출로 인한 조직의 파괴가 더욱 빨리 진행된다. 과로에는 약도 없다는 말이 그냥 나온 말이 아니다.

● **여러 가지 약물을 복용한 경우** - 만성적인 질환을 앓으며 여러 가지 약물을 복용하고 있는 경우는 그 약물 자체로 인한 알레르기를 겪을 수 있고 오랫동안 복용한 약물로 인한 독소의 누적으로 면역계와 심혈관계, 신경계의 이상으로 알레르기가 생길 수 있다.

● **과거 병력** - 이전에 심하게 다쳤거나 수술을 한 적이 있는지와 어떤 질병을 앓은 적이 있는지의 유무는 반드시 짚고 넘어가야 한다. 또한 이후 몸이 원상태로 건강하게 회복되었는지 등 과거 병력을 아는 것이 무척 중요하다. 보통 어떤 사건 이후로 몸이 좋지 않다는 말을 많이 한다. 치료 후 제대로 몸이 회복되지 않은 이유는 어혈(죽은피)이 많이 생겼는 데도 그 후유증을 간과했기 때문이다. 오장육부의 휴식이 되지 않아 그런 경우도 많다.

03

건선치료는 체질 개선으로~

악성 피부염 가운데 참 어려운 질환이 건선이다. 이것 역시 아토피와 마찬가지로 계속 증가하는 추세에 있다. 별로 가려운 기색이 없이 하얀 인설(피부에서 하얗게 떨어지는 부스러기)을 동반하며 나타나는데 초기에는 대수롭지 않게 생각하며 약국을 방문하곤 한다.

건선은 세포 운동성 및 분화의 이상으로 인한 피부질환으로 피부에 있는 면역세포인 T세포의 활동성이 증가되어 그 결과 분비된 면역물질이 피부의 각질세포를 자극하여 각질세포의 과다한 증식과 염증을 일으키는 것으로 밝혀지고 있다. 피부세포가 빠르게 자라나기 때문에 피부 위에 비듬 같은 각질이 겹겹이 쌓여서 보이게 된다. 그 외에도 유전적 요인, 환경적 요인, 약물, 피부 자극, 건조, 상기도 염증, 정신적 스트레스 등이 건선을 일으키거나 악화시키는 요인으로 증명되고 있다.

건선은 피부에 작은 좁쌀 같은 발진이 생기면서 발진된 부위 위에 새하얀 비듬 같은 각질이 겹겹이 쌓여 나타나는 만성피부병으로 좁쌀 같은 발진은 주위에서 발생한 새로운 발진들과 서로 뭉쳐지거나 커지면서 주위로 퍼져 나간다. 그래서 많이 퍼지는 경우에는 전신의 거의 모든 피부가 발진으로 덮이기도 한다. 이와 같은 경과를 거치면서 건선은 만성적으로 진행되는데 때로는 저절로 조금씩 좋아지기도 하고 반대로 전신으로 퍼지는 경우도 많다. 가려움증은 습진과 같은 다른 피부병에 비해 그렇게 심하지 않은 경우가 많다. 통상적으로 건선은 무릎과 팔꿈치에 가장 많이 생기며, 그 다음으로 엉덩이나 머리 피부에도 흔히 나타난다. 이런 피부 부위는 건선이 가장 먼저 생기는 부위이기도 하다. 그 다음으로 팔, 다리 및 다른 몸의 부위에 생기며 이어서 손, 발 등에 생긴다.

건선은 만성피부병의 대표적 질환으로 대부분의 건선은 만성적인 장기간의 경과 중 악화와 호전을 반복할 수 있다. 건선은 주로 20대 전후의 나이에 많이 발생한다. 그리고 계절적으로 대개 늦가을이나 겨울에 처음 생기는 경우가 많으며, 이때 가벼운 건선 증상이 크게 악화되기도 한다. 햇빛을 쪼이면 호전되는 수가 있으며, 스트레스 후 악화되는 경우가 많다.

건선은 하나의 유전자 이상이 관여하는 다인성 유전경향을 보인다. 부모 중 한 사람이 건선이면 자식에게서 8%, 부모 모두가 건선이면 41%의 발병빈도가 보고되었다.

쾨브너현상으로 인한 경우도 종종 있다. 쾨브너현상이란 상처가 생긴 부위에 자신이 가지고 있는 피부염이 발생하는 현상를 말한다. 백반이나 건선을 가지고 있는 사람이 다른 피부 부위에 상처를 입거나 자극을 가하면 그 부위에 백반이나 건선이 생길 수 있다. 모든 환자가 그런 것은 아니지만 약 20% 정도의 환자에게서 이런 증상을 볼 수 있다. 그러므로 때를 심하게 밀거나 너무 조이는 옷을 입지 말고 상처가 나지 않도록 주의하는 것이 좋다.

각질을 억지로 문질러 떼어내거나 때를 미는 여성들을 종종 볼 수 있는데 그것은 필히 삼가야 할 일이다. 가려움증으로 피부를 긁게 되면 이것이 자극이 되어 다시 건선이 악화되거나 발병할 수 있으므로 되도록이면 긁지 않는 것이 좋다.

정신적 스트레스가 성인의 건선을 악화시키는 정도가 40% 이상이라고 보고되었고 어린이에게는 이보다 더 높게 관여한다고 알려져 있다.

건조한 피부는 그 자체가 건선을 일으킨다고 볼 수는 없으나 건선을 악화시킬 수는 있다. 그러므로 피부가 건조하지 않도록 환경을 개선하고 피부에는 보습제를 바르는 것이 좋다. 체계적인 자외선 노출은 건선을 호전시키지만 햇빛을 너무 많이 쪼이면 화상이 생길 수 있으며 기미나 피부노화를 비롯하여 피부에 나쁜 영향을 줄 수 있다.

목욕의 경우 너무 자주하거나 장시간 하는 것은 피부를 건조하게 만들기 때문에 가벼운 샤워 위주로 하고 비누 사용을 줄이는 것이 좋다. 목욕을 할 때 건선의 껍질을 손이나 때수건으로 억지로 벗겨내는 것은 절대로 피해야 한다.

술과 담배가 직접적으로 건선을 악화시킨다는 근거는 없지만 과음과 흡연이 전신 건강에 따른 간접적인 악영향(혈액의 오염과 면역계·신경계·호르몬계에 영향을 미치므로 악화될 수 있다는 뜻)을 미치는 것으로 알려져 있으므로 삼가도록 한다.

실제로 우리약국에 건선으로 방문하는 사람들 중의 상당수가 육식 위주, 음주, 흡연으로 악화되어 오는 경우가 많다. 이러한 음식과 기호품들은 세포 운동성을 자극하여 건선을 한층 악화시키고 완치를 어렵게 한다. 술과 담배를 근절하지 못해 1년 이상을 치료해도 큰 성과 없이 치료를 그만둔 경우도 있다. 또 술과 담배를 끊고 6개월여 만에 완치했지만 이후 3년이 지나 다시 방문했을 때 다시 음주와 흡연으로 재발한 경우가 종종 있었다. 육식보다 채식을 하고 음주, 흡연을 중단했을 때는 완치의 확신이 있다. 누누이 설명을 해도 그것이 너무 어려운 것은 스트레스에 민감하고 생각과 정서를 조절하지 못하기 때문이라는 결론을 내렸다.

건선은 나이가 어릴 때부터 나타나는데 초기에 치료하는 것이 중요하다. 또한 스트레스에 민감한 성격과 체질을 가진 사람은 치료가 훨씬 더 딘 경향이 있다. 대체로 채식 위주의 식사를 하는 사람들은 건선이 잘 생기지 않고 생겨도 심하게 일어나진 않는다. 계절로는 가을과 겨울에 심해지고 봄부터 여름까지는 심하지 않고 거의 나타나지 않을 때도 있다. 방문하는 사람 중 예민하지 않거나 음식을 탁하게 먹지 않는 사람은 거의 없다. 대체로 예민한 성격과 체질을 가진 사람이 술이나 담배, 기름진 음식과 인스턴트식품을 자주 먹어 건선이 악화된 것을 볼 수 있다.

아토피와 달리 건선은 가렵지 않기 때문에 치료 시기를 많이 경과하는 경향이 있다. 또한 초기에 왔을 때 건선에 대해 설명을 해도 대수롭지 않게 생각하므로 연고만 가져갔다가 한참 후 심하게 비듬이 뒤덮였을 때 오므로 안타까울 때가 많다.

자연요법을 도입하여 치료해 본 결과 건선이 그렇게 쉬운 피부염은 아닌 것 같다. 그렇다고 낫지 않는다는 것이 아니라 체질 자체와 스트레스를 개선해야지 부분적인 치료로는 낫지 않는다는 뜻이다.

체질을 개선하려면 시간이 많이 걸리게 되는데 초기인 경우는 상당히 빨리 개선되므로 더 진행되기 전에 근본원인을 파악하여 치료하는 것이 좋다. 건선 유발인자가 사람에 따라 다르기 때문에 그것을 파악하여 개선하는 것은 이후 재발 방지를 위해서 무척 중요하다.

04

백반증은 후천적인 탈색소성질환

백반증은 멜라닌세포의 파괴로 인하여 여러 가지 크기와 형태의 백색 반점이 피부에 나타나는 후천적 탈색소성질환을 말한다. 백반증 환자의 약 30%에서 가족력이 발견되기 때문에 유전적 요인이 의심되고 있다. 스트레스, 외상, 일광 화상 등이 백반증 발생에 보조적으로 작용하는 원인으로 알려져 있으며, 가장 중요한 발병 원인으로는 자기 자신의 면역 기능이 자신의 색소세포를 이물질로 잘못 인식하고 파괴시킨다는 ▶ 자가면역설, 비정상적인 기능을 가진 신경세포가 화학물질을 분비하여 주변의 색소세포에 손상을 일으킨다는 ▶ 신경체액설, 멜라닌세포가 스스로 파괴되어 백반증이 생긴다고 하는 ▶ 멜라닌세포 자가파괴설 등이 유력하다. 최근에는 이 세 학설이 따로 작용한다기보다는 복합적으로 작용한다는 학설(convergence theory)이 받아들여지고 있다.

백반증은 어느 나이에서도 발생할 수 있으나 50%가 10세에서 30세 사이에 발생한다. 출생시 부터 존재하는 경우도 소수 보고되고 있다. 고령에 발생하는 백반증도 있으나 이는 드물다. 백반증 환자의 30% 이상이 부모, 형제, 자손에서 백반증을 가지고 있다. 일란성 쌍생아의 백반증도 보고된 바 있다. 백반증 환자 자녀 중에서 백반증 발생률은 알려져 있지 않으나 10% 이하일 것으로 추정된다. 갑상샘질환, 당뇨병, 백반증의 유병률이 높은 가족 중에서 발생 위험이 높은 것으로 보인다.

발병은 유전인자와 환경인자가 관여하는 것으로 보인다. 많은 환자들은 백반증의 발생이 외상, 질병, 정서적 스트레스에 기인한다고 여긴다. 가족의 사망이나 심한 신체적 외상 후에 발생한 백반증도 종종 언급되고 있다. 심지어는 일광화상반응도 백반증을 촉진할 수 있다.

백반증은 갑상샘질환과 드물지 않게(전체 백반증 환자의 30%까지, 특히 여성에서) 연관이 있으며 당뇨병(5% 미만), 악성 빈혈(일반적으로 드물지만 위험성을 증가시킨다고 알려졌으나 우리약국에서는 빈혈이 백반증을 악화시키는 큰 요인으로 밝혀졌다), 아디손병(부신피질기능부전, 자가면역질환) 등과 연관된다.

다양한 크기의 원형 내지는 불규칙한 모양의 백색 반점이나 탈색반으로 나타난다. 가려움 등의 증상은 대개 없어 미용상의 결함이 문제가 된다. 증상은 피부 어디에나 발생할 수 있는데 손발, 무릎, 팔꿈치 등의 뼈가 튀어나와 있는 부위와 눈 주위, 입 주위 등 구멍 주위에 잘 생긴다.

백반은 현재 인구 중 1.5% 정도 된다고 하는데 10여 년 전만 해도 1%

내외인 것으로 알고 있었지만 시간이 갈수록 점점 증가 추세에 있다. 이 것 역시 환경오염과 스트레스의 영향으로 인한 자가면역질환의 일종이 기 때문이다.

요즘의 백반증 환자는 치료가 자꾸 더딘 경향이 있다. 백반증이 왜 생길까를 고심하고 환자들과 상담하다가 느낀 것은 자가면역질환을 겪고 있는 환자의 심리상태가 일반인과는 조금 다른 면이 있다는 것이었다.

자가면역질환은 체내의 면역체계가 정상적이고 건강한 조직이나 기관 또는 기타 체내 성분 등을 공격하게 되는 질환의 총칭이다. 공격의 목표가 되는 성분을 자기항원이라고 부른다. 공격에는 다양한 경로가 있다. 첫째 경로에서는 순환하는 항체가 세포와 결합하여 세포 파괴를 돕거나 세포의 기능을 방해한다. 다른 경로에서는 항원-항체가 결합하여 혈액 및 림프계를 순환하다가 다양한 조직에 들어가 세포를 파괴시킨다. 또 다른 경로에서는 세포를 죽이는 림프구가 직접 건강한 조직을 공격한다. 자가면역질환의 근본적인 원인은 알려져 있지 않지만 여러 보고들이 유전·환경·호르몬 등의 요소가 결합되어 있다는 것을 시사한다.

자가면역질환은 전신성과 기관국한성의 2가지로 분류된다. 기관국한성질환은 면역반응이 하나의 기관에 있는 항원에 대해서만 일어나는 질환이다. 그 예로는 자가항체가 부신피질을 공격하는 아디손병, 자가항체가 신경근세포를 공격하는 중증근무력증(myasthenia gravis), 백반증 등이 있다. 전신성질환에서는 면역체계가 여러 가지 기관을 자기항원으로 인식하고 공격한다. 예를 들어 전신성홍반성루푸스(systemic lupus erythematosus)는 피부·관절·신장 등에 염증을 일으키는 특징이 있다.

자가면역질환은 쉽게 설명하면 자기가 자기를 공격하는 것이다. 자신의 면역세포가 관절계통을 공격하면 류머티스, 피부의 멜라닌세포를 공격하면 백반증, 갑상샘을 공격하면 점액수종이나 크레틴병, 피부 점막을 공격하면 베체트병 등 이름만 다를 뿐 같은 자가면역질환인 것이다. 왜 자기가 자기를 괴롭히는가?

우리는 사회에서 인정받는 사람, 사랑 받는 사람이 되기 위해 우리의 본능과 욕구를 억누르며 살아가곤 한다. 그것이 양심이 되어 교육된 것임에도 몸과 마음이 구속을 받는다. 필자가 주변에서 본 사람들은 스스로의 생각과 양심의 노예가 되어 살아간다. 스트레스는 더욱 커지고 타인을 공격하지 못하면 자신이라도 공격해야 한다. 심신상관의학적인 관점에서 보면 스트레스는 그것에 의해 더욱 강화되고 자가면역은 면역의 약화와 더불어 환경오염으로 인한 혈액의 오염, 거기에 교육된 양심의 압박으로 생긴다고 나름 결론지었다. 그래서 단순히 약만으로는 어렵다고 하는 것이다. 스트레스와 양심의 문제, 교육과 관념 등이 관여하여 질병을 일으키기에 상담이 필요하고 적극적인 해소법이 요구된다. 백반증뿐 아니라 모든 자가면역질환은 그런 관점에서 이해해야 할 것이다. 물론 체질적인 특수성을 간과할 수 없다.

백반증은 표면상 건강에 아무 이상이 없는 상태에서 생길 수도 있지만 당뇨병이나 갑상샘질환, 빈혈을 동반한 경우가 있으므로 일단은 몸 상태를 정확히 파악할 필요가 있다.

백반증은 여러 가지 형태로 나타나고 국소형과 대칭형, 전신형, 편측형, 말단형 등이 있는데 시간이 경과하면서 전신형과 대칭형으로 진행되는 경향이 있다. 처음에는 조그만 흰점으로 시작했다가 스트레스를 받거나 과로 후, 햇빛을 강하게 쪼인 후, 다른 질환을 앓은 후에 번지기 시작하여 전신적으로 퍼지는 것을 볼 수 있다. 확실히 초기의 국소형일 때 온 경우는 치료가 무척 빠르고 잘 되는 경향이 있지만 너무 오래되거나 전신에 퍼진 경우는 치료가 무척 더디고 잘 낫지 않는 경향이 있다.

우리약국에서는 백반증은 무조건 최하 1년을 잡고 치료해야 한다고 말한다. 하지만 빠른 사람 중에는 5, 6개월 만에도 완치한 경우가 많다. 가장 좋은 치료는 그 사람의 면역기능을 높여주는 것이다. 다른 기능에 문제가 있다면 몸 상태를 근본적으로 개선하여 건강한 상태로 만들어 주는 것이 무엇보다 중요하다. 한약을 복용하고 좋아졌다는 케이스도 있는데 그 사람의 체질적 특성을 최대한 보완하고 균형을 맞추어 준다면 물리적 손상이 심한 경우를 제외하고는 반드시 효험이 있을 것이다.

우리약국에서는 자연요법에 의한 방법, 즉 엽록소요법과 피부에 진액을 공급하는 영양요법, 분자교정의학에 의한 교정요법을 병행하는데 이런 복합적인 치료방법은 환자의 몸에 아무 무리가 없고 오히려 장기 복용했을 때 건강의 수준을 올려준다는 측면에서 많이 권하고 있다. 다만 환자가 조급해 하거나 스트레스를 많이 받는 체질인 경우는 상당히 신중하게 접근해야 하고 치료기간을 더 길게 잡을 수밖에 없다.

우리약국에서는 오랫동안 다양한 백반증을 치료해 오면서 백반증에 대해서는 자신하게 되었다. 그래서 백반증 치료에 탁월

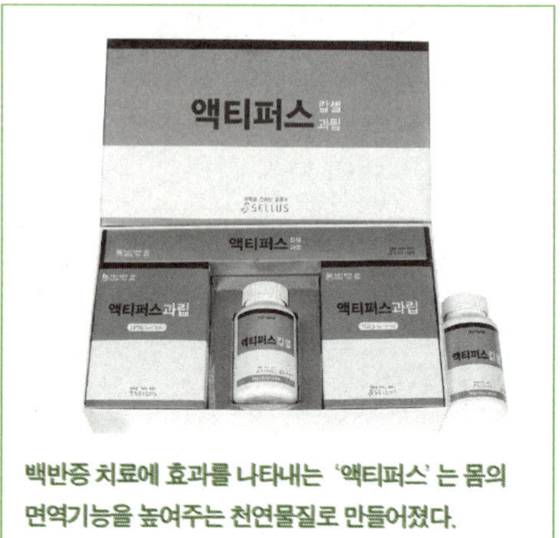

백반증 치료에 효과를 나타내는 '액티퍼스'는 몸의 면역기능을 높여주는 천연물질로 만들어졌다.

한 효과를 지닌 제품을 개발해 보려는 시도를 계속해 왔다. 그 결과 최근 '액티퍼스' 라는 치료제를 출시하게 되었는데 이것은 몸의 면역기능을 높여주는 천연물질을 이용한 제품이다.

05 베체트병은 복잡한 염증 반응

베체트병을 앓고 있는 사람도 의외로 많은 것 같다. 그것이 베체트병인 줄 모르고 있는 경우도 많고 또 여러 증상들을 가지고 있다가도 스트레스가 해소되거나 충분한 휴식 후에는 자연히 없어지는 경우도 있기 때문에 그렇게 심각하게 생각지 않는다. 그러다가 자꾸 재발하거나 발병 후 여러 가지 질환들이 생기고 증상이 더욱 심해진 경우에 치료를 서두르는 것이다. 약국에 오는 분들 중에서 베체트병 증상을 얘기하는데 정작 본인은 심각하게 생각하지 않고 있어서 근본 치유법에 대해 필자도 깊은 얘기를 하지 못할 때가 많다.

베체트병은 다수의 기관을 침범하는 복잡한 염증반응으로 가장 최근의 진단 기준은 반복되는 구강 아프타성 궤양들이라는 주된 임상 양상과 함께 반복되는 성기 부위의 아프타성 궤양, 안증상(후포도막염), 피부 증상(결절 홍반 혹은 피부 농포성 혈관염) 중 2가지를 포함하는 것으로 정의하고 있다. 이외의 증상으로는 활액막염, 신경계질환 및 혈전성 정맥염 등이 있다.

베체트병은 구강 궤양, 음부 궤양, 안구 증상 외에도 피부, 혈관, 위장관, 중추신경계, 심장 및 폐 등 여러 장기를 침범할 수 있는 만성 염증성 질환으로 각 증상의 기본적인 특징은 혈관에 염증이 생기는 혈관염(vasculitis)이다.

베체트병은 20대와 30대에 처음 시작되는 경향이 있고, 발병 후 시간이 지나면서 질병의 활성도가 점차 떨어지게 된다. 우리나라의 경우 발병 연령이 늦고 여자에게 보다 많이 발병하며 질병의 중증도가 비교적 덜한 경향이 있다.

'대장금'이라는 TV 드라마를 통해서도 베체트병에 관해 엿볼 수 있다. 진성대군이 연산군의 폭정에 대한 반정으로 중종이 되자 입안이 헐고 몸에 멍이 잘 들며 눈병이 잦은 증상을 보인다. 그것을 치료하기 위해 장금이가 스트레스 해소와 함께 여러 방법을 쓰는 장면이 나온다. 중종의 스트레스가 얼마나 컸겠는가? 반정이 일어날 때 유약한 중종은 자결을 하려 했다고 한다. 그의 첫 번째 왕비인 신씨는 연산군의 인척이라는 이유로 폐비가 되고 왕권보다 신권이 강한 정국에서 그의 고뇌와 슬픔이 어떠했겠는지 짐작할 수 있을 것이다. 폐비 신씨와의 이루지 못한 사랑과 지아비로서 지켜내지 못한 괴로움, 왕으로서의 유약함을 자책하고 내면에서 스스로를 벌주고 싶은 마음이 베체트병으로 드러난 것이 아니겠는가?

입안이 자주 헌다고 약국에 상담을 요청하는 사람들이 많다. 스트레스와 과로, 영양의 불균형이 많이 나타나고 체질적으로는 위장이 약한 사람이거나 심장의 열이 과도한 사람들에게서 많이 나타난다. 엽록소와 어혈을 풀어주는 구어혈제, 비타민 대량요법을 통해 치료가 잘 되었다. 병원에 가면 주로 항생제와 면역억제제를 사용하는데 곧 재발하므로 권하고 싶지 않다. 면역력이 높아지고 스트레스와 과로에서 벗어나면 극적으로 좋아지기도 한다.

골칫거리 기미는
내장질환과 오염된 혈액이 주범

여성들의 피부미용에 대한 관심은 가히 상상을 초월할 정도다. 대부분의 여성들은 피부에 좋다면 어떤 것이라도 지불할 준비가 되어 있다. 기미는 많은 여성들이 두려워하고 있는 피부질환인데 아무리 타고난 미인이라도 눈 주위나 이마, 입 주위에 난 기미는 역시 골칫거리가 아닐 수 없다.

기미는 햇빛을 많이 본다고만 생기지 않는다. 물론 햇빛이 큰 원인이 될 순 있지만 하루 종일 집안에만 있는 여성 중에서도 기미로 고생하는 분들이 많은 것을 보면 기미는 내장의 질환과 오염된 혈액이 원인이라고 할 수 있다. 스트레스와 호르몬 불균형, 간 기능 저하로 해독능력이 떨어질 때, 자궁의 종양, 심한 변비, 약물 남용, 피임약 복용, 화장독에 의한 피부질환, 술과 담배의 잦은 접촉, 트랜스 지방산(튀긴 음식, 가공

유지 등)의 과다 섭취 등이 기미의 원인이 되기 때문에 기미를 근본적으로 치료하려면 몸 상태를 정확히 알아야 한다.

기미(그리스어로 '검은 점')는 태양광선 노출부, 특히 얼굴에 발생하는 연한 갈색 내지 암갈색의 과색소 침착을 일으키는 후천적 질환이다. 임신이나 경구 피임약의 복용, 혹은 일부 항경련제와 같은 약제의 사용과 관련이 있을 수도 있다. 주로 좌우 대칭적으로 뺨과 이마, 눈밑에 멜라닌색소가 침착된다.

기미는 흔한 질환으로 여자에게 훨씬 흔하며 주로 출산기의 여자에게서 발생한다. 태양광선의 영향을 받으므로 여름에는 악화되며 겨울에는 호전되는 양상을 보인다. 유전적 혹은 체질적인 요인에 의해 발생한다고 생각된다. 많은 경우 임신 혹은 경구 피임약의 복용 후 발생하며 그 외에는 태양광선에 대한 노출, 내분비 이상, 유전인자, 약제(항경련제), 영양 부족, 간 기능 이상 등이 악화인자로 작용한다.

기미가 오래된 것일수록, 또한 색소침착이 깊을수록 치료 기간이 오래 소요된다. 깊지 않은 것은 한 달 만에 좋아져서 뽀얀 피부로 변하는 것을 숱하게 체험했다. 비타민과 미네랄, 엽록소와 생식, 어혈제를 이용하면 치료가 매우 빠르다.

만성 피부질환 다스리는
면역블렌딩요법

필자는 10여 년 동안 자연요법으로 피부염을 다스리면서 '어떻게 하면 단시간에 면역력을 높일 수 있을까?'를 고민하였다. 항생제, 진통제, 스테로이드제, 항히스타민제 등은 오히려 면역력을 더 떨어뜨리는 것을 볼 수 있다. 여러 가지 치료법을 써봤지만 결국 한두 가지 약물이나 치료법보다는 면역력을 높일 수 있는 방법들이 필요한 만큼 적절히 블렌딩(여러 요법과 재료들을 더 나은 것을 얻기 위해 잘 섞는 것, 어울리게 하는 것)하는 것이 피를 맑게 하고 기능을 좋게 하며 면역력을 높이는 가장 좋은 방법임을 알았다.

면역블렌딩요법이란?

현대인의 질병은 한 가지의 문제가 아니라 매우 입체적이고 다양한 문제를 안고 있다. 그러므로 근본 치유를 위해서는 한 가지의 방식으로 해결하려는 단편적인 사고를 가지고는 역부족이다. 자연요법이라 했지만 인체의 면역력을 높이고 혈액을 맑게 하는 것이라면 무엇이든지 이용해야 한다. 그것이 여러 요법과 그에 따른 재료들을 블렌딩하게 된 계기가 되었다.

블렌딩요법에는 물질만이 필요한 것이 아니다. 심신상관의학(마음과 몸이 하나이며 서로 깊이 관련되어 있다고 보는 의학, 특정 스트레스를 풀면 특정 질병이 낫는 것 등) 역시 제외될 수 없다. 몸, 마음, 물질 모두 에너지의 한 형태이기 때문이다. 이런 토탈케어시스템을 필자는 '면역 블렌딩'이라 이름 지었다.

면역블렌딩요법은
해독제의 조화다

면역블렌딩요법의 핵심은 해독제의 조화이다. 그 가운데 우리약국에서는 약초요법과 효소요법을 가장 빈번하게 이용하고 있다. 그 외에 단식과 생식법, 분자교정에 의한 영양물질, 관장과 숯요법 등도 권장하고 있는 방법들이다. 각 방법에 대한 구체적인 설명을 하자면 다음과 같다.

:: 엽록소가 많은 **약초요법과 효소요법**

약초요법과 효소요법은 유기농으로 국내에서 재배되고 해독효과와 활성산소 제거 기능이 있는 약초와 효소를 대량으로 쓰는 방법이다. 이 방법은 만성알레르기 · 심상선 건선 · 아토피 · 베체트병과 같은 자가면역질환, 버거씨병 · 백반증 등과 같은 악성 피부염, 지방간과 간경화, 간암 외 여러 가지 암, 신경통, 관절염, 통풍 등 거의 모든 질환에 이용하고 있는데 치료효과가 탁월하여 자연요법을 시작한 이래로 지속적으로 애용하고 있다.

동결 건조한 유기농 약초는 성분상 해독효과가 뛰어나고 엽록소와 SOD(superoxide dismutase, 항산화효소)가 풍부하게 함유되어 있으며 효소와 영양소가 살아 있어 염증억제작용, 세포재생작용, 조혈작용, 청혈작용, 혈관강화, 신경강화 등의 작용으로 빠른 시간 내에 치유를 도와준다. 물론 치유효과가 빨리 나타나는 방법들은 으레 명현반응을 겪는데 약초요법 또한 여러 가지 명현반응이 나타난다.

주로 나타날 수 있는 명현반응은 가려움, 메스꺼움, 몸살과 같은 통증, 부종, 설사나 변비, 졸음, 무력감 등이다. 복용하자마자 바로 일어날 수도 있고 한두 달 후에 나타날 수도 있으며 거의 없는 경우도 있다. 명현반응은 호전반응이라고도 하는데 심한 경우는 평소 건강이 좋지 않았다는 것을 뜻하므로 오히려 편안하게 받아들여야 한다. 참을 수 없을 정도로 괴로울 때는 약초의 양을 대폭 줄이거나 며칠 후에 다시 복용하여 적응할 시간을 두기도 한다. 명현현상(호전반응)의 자세한 내용은 뒷부분의 부록을 참조하기 바란다.

약초와 효소를 체질에 맞게 이용하면 알레르기 치료와 아토피에 탁월하다. 피부 전문 약국으로서 오랫동안 많은 환자들을 이끌어 올 수 있었던 이유는 부작용 없고 세포와 장기를 살려 면역기능을 강화하는 방법을 이용한 때문일 것이다. 치유에 해를 끼치는 음식을 가리면서 약초와 효소를 이용한 자연요법을 이용했을 때 나타나는 치료는 실로 극적이다. 몇년 동안 고생해 온 알레르기와 아토피를 짧은 시일에 치료한다는 것은 치료를 이미 포기했다가 시도한 분들의 입장에서는 기적과 같은 일이 아닐 수 없다.

종종 약초와 효소를 이용하면서 해독을 도와주는 한방약을 겸하는 경우가 많은데 황련해독탕이나 인진호탕, 인진오령산, 시호제, 대황목단피탕, 계지복령환, 전칠 등 어혈과 열독을 풀어주고 소변과 대변을 풀어주면 더 큰 효과를 볼 때가 있다. 그러나 오랫동안 치료해 본 결과 한방약보다 자연요법에 의한 생약의 청혈 해독이 훨씬 더 큰 효과를 보였다. 면역기능도 한약보다는 약초와 효소, 생식이 더 빠른 효과를 나타냈다.

많은 알레르기, 아토피 환자들이 그동안 병원, 한의원에 다 다녀봤지만 큰 효험이 없더라는 말을 많이 한다. 알레르기, 아토피 자체가 오염물질에 의한 것이라면 치료약만큼은 오염되지 않은 유기농으로 재배된 국산 약초여야 한다고 생각한다. 병원에서 쓰는 스테로이드나 항히스타민제로는 큰 효과가 없는 것이 당연하다. 그것 자체가 이미 간과 신장에 해악을 끼치고 면역력을 저하시키는데 어떻게 온전히 치유될 수 있겠는가?

또한 농약을 이용하지 않고 재배한 국산 한약은 제대로 쓸 경우 치료가 탁월하다. 그러나 약의 원료에 대해 상당히 원칙적이고 정직한 한의원이 있겠지만 모든 한의원에서 그렇게 쓰기는 어렵다고 본다. 비위가 허약하고 원기가 저하된 데서 오는 보약은 한약이 탁월하다고 생각하지만 환경오염에 의한 독소를 해독하는 데는 한약이 부족하다고 생각한다. 그것은 그동안의 임상과 면역기능의 확인을 통해서 느낀 바이다.

한약은 자율신경의 이완과 치유라는 점에서 꼭 필요하다고 본다. 한의학의 이론은 부분을 들여다보고 나온 것이 아니라 전체, 즉 자연과 우주와 인간과의 관계와 심신의 상호작용을 중시한 동양 철학적 사고가 바탕이다. 그래서 오장육부를 볼 때도 그 사람의 성향과 체질적 취약점을 고려하여 진단과 처방을 내린다. 그러므로 심신의 스트레스를 풀어주는 방법으로는 한의학이 상당한 효과를 발휘하는 것이다. 필자 역시 약초와 효소, 천연의 신경안정제인 칼슘을 많이 이용하고 있지만 스트레스가 유독 심한 환자에게는 증상에 맞는 한약을 이용했을 때 효과를 배가할 수 있다. 제약회사에서 농약이나 이물질을 제거한 한약 엑기스를 이용하므로 안전하게 사용할 수 있다.

: : 칼 안 대는 수술, **단식과 생식**

필자는 자연요법을 하면서부터 단식과 생식을 매년 해 오고 있다. 단식은 1년에 한 차례씩 7~20일 정도를 했는데 나중에는 단식의 효과에 중독이 되어 안 하면 허전할 정도가 되었다. 단순히 굶는다거나 칼로리를 줄인다는 차원 이상의 효과를 체험할 수 있다.

생수단식은 그야말로 물 이외의 음식물은 일체 먹지 않으며 생활하는 것이고 생식은 화식, 즉 우리가 보통 먹어오던 음식 대신에 생식, 날 것을 체질에 맞춰 먹는 것이다. 단식과 생식에는 공통의 효과와 다른 점이 있는데 일단은 칼로리를 낮추거나 섭취하지 않는 것이다. 그것의 효과는 한 마디로 엄청나다. 물론 이런 상태를 늘 지속시키기는 어려울 것이다. 그러나 질병의 치유를 위해서나 더욱 건강해지기 위해서, 또한 정신적인 안정과 평화를 위해서는 꼭 필요한 방법이기도 하다.

칼로리를 제한하게 되면 그동안 쌓여있던 노폐물, 독소의 배출이 증가한다. 단식이나 생식을 하게 되면 세포가 휴식을 취하면서 계속 들어왔던 음식물과 독소의 처리 대신 몸에 쌓인 노폐물과 지방, 중금속을 처리할 여유가 생기게 되고 그로 인해 각종 명현반응이 올라온다.

단식을 하거나 100% 생식을 할 때 일어나는 정신적 현상은 참으로 평안 그 자체다. 세상에 화가 날 일도, 심각하게 생각할 일도 저절로 없어지는 것이다. 일단 의식意識이 맑아져 일어나는 생각들, 고통스런 기억, 즐거웠던 기억, 이면에 차곡차곡 쌓아두었던 여러 신념들이 고스란히 올라오는 것을 바라본다. 그리고 왜 힘들어 했는지, 무엇이 힘들게 하는지에 대한 의식이 명료해지므로 그 순간 근심 걱정의 핵심을 보게 되고 해결책과 함께 자신감과 힘을 느끼게 되는 것이다. 동시에 육체적으로 배는 고프지만 독소와 노폐물의 배설이 느껴지므로 면역력의 향상을 체험하게 된다. 피부로 가려움이 올라오고 대변에서는 악취나는 변을 보며(숙변 제거), 입에서 심한 냄새와 가래가 올라오는 것을 느낀다. 매번 단식을 하고 생식을 하면서도 거의 늘 그런 증세를 경험하게 된다.

단식을 '칼 안 대는 대수술' 이라 말하는 이유가 여기에 있다. 칼은 안 대지만 몸의 종기, 독소, 암, 염증 등 인체가 필요로 하지 않는 것은 모두 배출시켜 주는 것이다. 물론 단순히 굶는다는 생각을 떠나서 여태껏 살아온 삶을 돌이켜 반성하고 표면적인 생각 이면에 각자가 가지고 있는 고통과 기억들을 점검해 본다면 그야말로 가장 근본적인 치유가 될 것이다.

앞에서 스트레스가 모든 질병의 근원이라 말했듯이 겉으로 드러나는 현상 이면에는 반드시 그것을 움직이는 배후가 있다. 그것을 영적인 현상으로 논의할 수도 있고 정신적인 스트레스, 즉 어떤 특정 신념의 결과나 유전적인 문제로 말할 수도 있다. 질병의 본질적인 원인을 파악하는 것이 단식과 생식의 가장 큰 장점이라 생각한다.

단식은 평생 해 오던 식생활을 일시에 중단시키는 것이므로 인체로서는 사실 엄청난 충격을 받게 된다. 몸은 비상사태가 되고 들어오던 음식 대신 몸을 유지하기 위해 그동안 쌓인 노폐물이라도 이용하려는데 그 결과가 정화로 이어지는 것이다. 오히려 단식 자체는 그리 위험한 것이 아니다. 치명적인 것은 단식 후 보식 때 나타난다.

필자 역시 보식을 제대로 하지 못해 몸을 망친 경험이 있다. 단식 후 충분히 휴식하면서 보식을 철저히 해야 하는데 약국에서 환자들을 상대하며 또 나름의 스트레스를 받으며 보식기간에 술과 밀가루 음식, 육식을 한 것 때문에 몸을 망친 것이다. 단식을 하나의 습관과 같이 할 문제가 아니라 그동안의 생활과 사고방식을 제대로 점검해야 함에도 불구하고 이런 어처구니없는 짓을 한 것이다. 그로 인해 오랫동안 회복 불능의 상태가 되었다가 다시 단식으로 회복하기를 반복해왔다. 단식 후유증으로 생리량이 급격히 줄었으며 골다공증 증상이 여러 군데 나타나기도 했었고 심각한 것은 정신적으로 황폐해지면서 의지가 작동하지 않는 것이었다. 그 고통은 이루 말로 할 수 없을 정도였다. 지금은 해독요법, 운동, 규칙적인 식사, 기도를 통해 많이 회복되어 건강히 지내고 있다.

단식 후 보식은 단식 일수의 최소한 2~3배는 해야 한다. 단식하면서 가만히 있지 말고 움직이면서 몸의 독소 배출을 도와야 한다. 단식은 현대인에게 너무나 좋은 해독요법이지만 반드시 전문가와 충분히 상담하거나 사전지식을 철저히 가지고 시작해야 한다.

대충 하는 경우는 오히려 큰 낭패를 볼 수 있다. 단식 후 보식을 철저히 한 경우는 체질이 개선되어 그동안 앓아왔던 질병이 깨끗이 청산되었다는 것을 느낄 것이다. 피부는 너무나 맑고 고와지고 몸이 가벼우며 정신이 맑아진다. 올바른 단식과 올바른 보식을 적극 추천한다.

한 가지 보충할 부분은 정신적이거나 영적인 이유 즉, 종교적인 이유 외에 건강을 위해 단식을 하는 경우는 물 단식(물만 마시는 단식)보다 녹즙 단식이나 주스 단식이 부작용 면에서나 세포재생의 측면에서 더 큰 효과를 볼 수 있다는 것이다. 시간에 맞춰 녹즙과 차를 마시면서 운동과 마사지를 병행하고 관장을 실시하면 보식하기도 훨씬 수월하고 치료효과가 빠르므로 일반인들에게는 녹즙 단식을 권한다. 참고로 필자의 경우는 주로 물 단식을 해 왔는데 초기에는 포도단식과 녹즙단식을 했다. 사실 건강면에서는 후자에서 부작용 없이 더 큰 이득을 본 것 같다.

단식에는 생수단식, 효소단식, 과일단식, 녹즙(야채즙)단식, 차茶단식 등이 있지만 기본 방식은 동일하다고 보면 된다. 독소가 누적되어 있으면서도 기력이 너무 없을 때는 물보다 체질에 맞는 녹즙, 야채즙이나 차茶, 과일, 효소를 이용하는 것이 훨씬 효과적이고 회복이 빠를 때가 많다.

녹즙, 야채즙의 원료로는 케일, 미나리, 보리순, 밀순, 스피루리나, 어성초, 쑥, 당근, 양배추, 감자, 토마토, 오이, 브로콜리, 마 등이 있다. 과일은 포도, 파인애플, 사과, 배, 푸룬, 키위 등이 있다. 차茶는 카페인, 설탕, 첨가물이 없는 감잎, 뽕잎, 민들레, 모시, 메밀, 둥굴레, 토복령, 치커리, 검은 콩, 국화, 쑥 등이 있다.

효소는 여러 가지 산야초를 발효시켜 만든 것을 이용한다. 직접 만들기보다 시중에서 믿을 만한 회사의 효소를 사서 물에 희석하여 묽게 마시면 좋다. 생수만 마시든 그 외 다른 원료를 쓰든 방식은 다음과 같다.

단식 1단계… **감식기**

본단식에 들어가기 전에 최소 3일 전부터 식사량을 줄여야 한다. 감식기가 길수록 좋다. 갑자기 단식에 들어가면 공복감과 허탈감, 어지럼 등이 심하게 올 수 있으므로 반드시 감식 기간을 두는 것이 안전하다.

식사량을 1/2로 줄이면서 첫날은 하루 세 끼, 둘째 날은 하루 두 끼, 셋째 날은 하루 한 끼 정도로 감식을 하면 본단식에 들어가도 덜 힘들다. 물과 차(카페인이 없는 국산 차 즉, 감잎차, 뽕잎차, 국화차, 민들레차, 쑥차 등)를 마시면 공복감과 기력이 심하게 떨어지는 것을 막을 수 있다. 생수 단식 이외의 단식을 하는 경우는 미리부터 녹즙이나 효소 등을 마셔도 좋다.

본단식에 들어가기 전에 미리 구충제를 복용해야 한다. 또한 장을 비우기 시작해야 하므로 저녁에 자기 전에 마그밀이나 장 청소용 효소식품을 복용하는 것이 좋다. 장 청소용 효소식품은 약국에서 구입할 수 있는데 아침 공복에 하는 것이 좋다.

단식 2단계… **본단식기**

단식 기간 중에는 체온이 떨어지기 때문에 몸을 따뜻하게 하고 차가운 물보다 약간 따뜻한 물이나 차를 마시는 것이 좋다. 차가운 물이 육각수가 되기 때문에 물은 차게 마셔야 한다고 말하는 사람들도 있으나 꼭 그렇지 않다. 미네랄이 많은 물이라야 한다는 것도 별로 중요하게 생각지 않는다. 미네랄은 물에서 채우는 것이 아니다. 오히려 깨끗하게 정수된 물이 더 편안하게 흡수된다. 그리고 물 자체가 해독을 도와주기 때문에 되도록 따뜻하게 자주 마시는 것이 좋다. 다만 몸에서 받지 않을 경우는 억지로 마시지 않는 것이 좋다.

생수단식이라 하더라도 하루 한두 잔씩 국산 차(카페인, 설탕, 첨가물이 전혀 없는 잎차)를 마시는 것도 좋다. 단식 중에는 힘이 없고 약간의 어지럼 증을 느낄 수 있지만 가만히 누워 있기만 해서는 안 된다. 오히려 물병을 차고 산을 타거나 공기가 맑은 곳을 산책하는 것이 크게 도움이 된다. 그래야 근육의 소실을 막고 체지방과 독소 배출이 원활해지기 때문이다.

건강에 크게 이상이 없는 사람은 본단식을 길게 잡을 필요가 없다. 다만 종교적인 목적, 명상의 목적이라면 건강에 대한 상식을 가지고 길게 갈 수도 있을 것이다. 그렇지 않은 경우는 되레 병을 얻기 쉽다. 대략 3일 정도가 적당하다. 건강에 이상이 있는 사람의 경우는 체력이나 빈혈 여부, 심박동을 고려하여 7일 이상도 가능하다. 필자는 최대 20일 생수단식을 한 경험이 있는데 명상과 건강 회복 두 가지 목적이었으므로 등산과 하루 1000배를 하면서도 단식에 대한 확신이 있고 심신이 맑아지는 체험과 효용을 알기에 힘들지 않았다. 특별한 경우가 아니라면 건강 회복을 위해서는 7일 정도가 적당하다.

본단식 때에는 여러 가지 명현현상을 겪을 수 있는데 상복부 불쾌감, 구역, 어지럼증, 두드러기, 피부의 심한 가려움, 가래가 많아지고 목이 마를 수 있다. 입과 몸에서 심한 냄새, 혀 백태, 몸이 떨리고 식은땀(평소 저혈당이 있는 사람) 등이 나타날 수 있다. 생수단식을 하면서 이런 명현현상이 견딜 수 없을 정도가 되면 효소나 녹즙, 과일즙 등을 이용하여 완화할 필요가 있다.

이때 이온 미네랄을 첨가하면 당뇨가 있는 사람이나 저혈당증, 비만인 사람들은 크게 도움을 얻을 수 있다. 체액이 산성에서 약알칼리성이 되는 것을 돕고 신진대사를 돕기 때문에 명현현상을 줄이면서도 빠른 시일 내에 심신이 안정된다.

본단식 중에는 숙변의 배출을 돕는 숙변 제거제를 복용하거나 관장을 하는 것이 좋다. 관장법에 관해서는 뒤쪽에서 좀더 자세히 논할 것이다. 관장하기가 어려우면 밤에 자기 전에 마그밀을 10정 정도 복용하면 단식을 하면서도 변을 볼 수 있다. 혈압이 높지 않고 신장 기능이 크게 이상 없다면 간수와 독소를 제거한 소금을 물에 타서(생리식염액 0.9%보다 높은 농도, 대략 10~15% 염분, 500~1000cc 정도) 20분 안에 마시면 대략 1시간 반 이후부터 많은 양의 변을 볼 수 있다. 복부를 마사지하거나 몸을 움직이는 것이 도움이 된다. 참을 수 있을 정도로 참고 난 후 대변을 보면 공복 중인 데도 많은 변이 나온다.

단식 3단계… **보식기**

단식의 성패는 보식기에 달려 있다고 해도 과언이 아니다. 대체로 본단식까지는 힘든 가운데도 잘하는 경향이 있다. 그러나 보식기에 잘하기는 대단히 어렵다. 음식을 입에 대는 순간부터 온몸에서 음식을 원하기 때문에 한두 숟가락의 유혹을 떨치지 못하고 보이는 대로 무의식적으로 음식을 먹는다.

보식은 일반보식과 음양감식보식, 생식보식이 있다. 일반보식이란 미음부터 시작하여 묽은 죽, 된 죽, 밥 소량, 밥 순으로 하는 방식이고 음양감식보식은 단식 마지막 날에는 물도 입에 대지 않고 24시간을 보낸 뒤 바로 된 밥과 된 반찬(마른 반찬)을 먹는 방법이다. 물도 마시지 않고 24시간을 지나면 온몸이 불덩어리가 되는 듯이 뜨거워지기 시작한다. 뜨거운 양기로 음식을 녹이는 것인데 물은 식 전후로도 마시면 결코 안 된다. 식후 최소 2시간 후에 물을 조금 마셔야 한다. 첫날은 하루 한 끼만 소량 먹는다. 다음 날은 하루 두 끼 소량 먹으며 물은 식 전후 2시간 동안 마셔서는 안 된다. 매일 조금씩 양을 늘려서 먹되 물을 식 전후 2시간 동안 마시지 않는 것을 철칙으로 한다.

생식으로 보식을 하는 경우는 미음과 마찬가지로 양을 줄여 첫날 하루 한 끼, 둘째 날 하루 두 끼, 보식은 단식 기간의 3배가 가장 좋다. 두 끼를 계속하면서 양만 조금씩 늘려 나간다. 되도록 저녁을 먹지 않거나 먹더라도 아주 소량 먹어야 한다. 생식은 시중에 나와 있는 가루 생식을 이용해도 좋고 생으로 된 잡곡과 생야채를 이용할 수도 있다. 필자는 매번 구해 먹는 것이 번거로워 시중에 나와 있는 가루 생식을 이용하였는데 잘 선택하면 편리하고 효과도 좋다.

보식기는 무조건 단식 일수의 최하 3배는 지켜야 한다. 실제로 단식 일수에 상관없이 6개월 동안 보식을 하였을 경우 단식 효과가 최고조에 달해 체질 개선을 확실히 할 수 있다.

보식기에 피해야 할 음식은 커피, 술, 육식(특히 쇠고기, 돼지고기, 개고기 등), 담배, 인스턴트식품, 설탕이 많이 든 음료수, 튀김류 등이다. 그러면 "먹을 게 뭐가 있느냐?"고 묻는 경우가 많다. 우리가 언제부터 이런 음식들을 먹었는가? 우리 전통 음식은 대체로 다 괜찮다. 된장, 김치, 나물, 잡곡밥 등 우리가 먹을 것은 굉장히 많다. 공복감이 너무 심하면 고구마, 감자, 옥수수, 약간의 떡, 차 등 자연에서 만든 것들을 소량 먹는 것도 좋다. 단 위장이 허락하는 한도이며 되도록 소식하는 것이 좋다.

일상생활을 충분히 하면서 독소배출을 하려면 생식요법이 훨씬 나은 방법이다. 생식에 대한 기본지식만 터득하면 위험한 요소는 거의 없다. QRS를 도입하고 환자를 대하면서 생식을 알게 되었는데 다른 어떤 방법보다 면역력을 향상시켜 주는 방법이다. 생식을 통해서 자연식의 원리를 알게 되었다 해도 과언이 아니다. 요즘 먹는 생식을 처음 개발한 팜리(약사 대체의학 연구소)의 김수경 회장님을 통해 먹거리의 대안을 찾은 것이다. 여러 요법들이 난무했지만 대안을 제시하지 못하던 현실이었다. 생식과 해독하는 약초들, 효모와 효소를 함께 이용한 결과 엄청난 면역력의 증가를 확인하고 임상으로 경험을 쌓아왔다.

생식은 말 그대로 살아 있는 음식이다. 모든 영양소가 살아 있기 때문에 몸에서 에너지 효율이 화식에 비해 엄청 크다. 적게 먹어도 인체가 필요로 하는 충분한 작용을 한다. 노폐물의 배출도 훨씬 적다. 생식을 장기간 해 본 결과는 한 마디로 사람이 달라진다는 것이다. 독소의 배출과 세포재생으로 인해 몸에서 냄새가 사라지며 오히려 향기로운 냄새가 나고 피부는 맑고 투명해지며 모든 염증반응이 없어진다. 처져 있던 오장육부가 제자리를 찾으며 군살이 없어진다. 물론 처음에는 명현반응이 올라온다. 내부의 좋지 않은 상태가 더욱 심하게 올라오는 것이다. 피로감이 더욱 심해지고 졸음이 쏟아지며 가스가 차거나 설사, 변비의 반복, 온몸에 몸살 증세와 같은 뼈마디 쑤심, 신경통, 관절통, 생리통, 두드러기, 부종 등 여러 가지 현상들이 올라오는데 몸이 좋지 않을수록 장기간의 심한 호전반응을 겪게 되어 무척 고통스럽다. 부작용이 아니냐고 하루에도 몇 번씩 전화가 오고 심지어 생식을 들고 오는 경우가 많아 난감한 경우가 한두 번이 아니었다. 확신을 하고 체험이 있으므로 끌고 나갈 수 있었지만 참으로 힘든 시기를 겪었다.

음식으로 인한 모든 질환은 생식만으로도 충분한 치유를 체험할 수 있다. 단식의 효과와 함께 보식에 대한 부담이 없기 때문에 현대인에게는 생식이 일상 중에 할 수 있는 식생활 대안이 될 것이다. 하지만 요즘 시중의 생식은 맛을 위주로 나와서 생식의 효과가 떨어지는 것도 많다. 현미나 그 외 원료를 볶는다든지 맛을 내기 위해 올리고당과 같은 당 성분을 첨가하기도 한다. 진짜 생식은 맛보다는 균형과 조화를 통해 면역력을 최대한 살리는 것이어야 한다. 또한 생식 특유의 살아 있는 그대로를 섭취할 때 제대로 된 효과를 발휘할 것이다. 올바른 원료로 올바로 제조된 생식을 올바르게 먹는 방법에 대해 충분한 설명을 듣고 섭취한다면 건강에 큰 도움이 될 것이다.

아무리 생식이 좋아도 구하기 어렵고 번거롭다면 오래 하기 힘들 것이다. 필자는 시중에 나와 있는 생식 중 원료와 제조 시설이 믿을 수 있는 곳의 가루 생식을 꾸준히 하고 있다. 생식도 체질에 맞아야 하는 것이지만 생식 자체보다 먹는 방법만 맞으면 누구든 먹을 수 있다. 생식은 성질이 차갑기 때문에 누가 먹든 약간 따뜻하게 먹는 게 좋다. 양인陽人이든 음인陰人이든 위와 장은 따뜻해야 하기에 조금 따뜻하게 먹기를 권한다. 다만 비위가 냉한 사람은 따끈한 물이나 차茶와 함께 먹으며 따로 생강차나 인삼차, 꿀이나 조청 등을 곁들이면 더 편안할 것이다. 된장, 김치 등과 함께 해도 좋다.

속이 냉한 사람들이 생식을 제대로 흡수하기 위해서는 입에서 꼭꼭 씹어 먹어야 한다. 그냥 물 마시듯 하면 설사를 할 수도 있다. 필자는 오래도록 가루생식을 하면서 따뜻한 우유에 타서 먹거나 요구르트를 이용하기도 하고 과일, 야채 등과 함께 먹을 때도 많다. 또한 두부를 먹거나 생청국장을 요구르트, 생식과 함께 먹기도 한다.

시중의 믿을 만한 것은 셀루스와 다움, 한농제약에서 나오는 생식인데 처음 나올 때부터 지금까지 신뢰하고 있다. 이런 믿을 만한 생식들은 대체로 맛이 없다. 시중에 맛 위주로 나온 것은 생식을 볶거나 익혀서 나와 고소한 맛은 있지만 생식 특유의 장점이 없다. 맛이 없더라도 원료나 방식에 있어 원칙을 지키는 것을 접할 때 생식의 효과를 볼 수 있을 것이다.

: : 분자교정의학의 **영양물질**

분자교정의학은 스트레스나 음식, 환경오염으로 말미암아 세포의 분자 수준에서의 문제 즉, 변이나 염증, 파괴를 일으킨 것을 바로잡는 것을 말한다. 몸의 미시적 구조를 탐색하고 세포를 쪼개어 분석하는 서양 과학적 방법에 의한 오류를 바로잡아 치유로 이끌어내는 방법이다. 좋은 방법이라 생각하지만 많은 영양물질이 합성에 의존하므로 면역력의 증대가 크게 이루어지지는 않는 것 같다. 다만 그 이론을 중시하여 화학적으로 합성한 물질이 아닌, 되도록 천연의 물질을 이용할 때 최대의 효과를 발휘하며 현대의학에서 치료되기 힘든 것들을 많은 부분 극적으로 치유한다.

우리약국에서 주로 이용하는 분자교정에 의한 물질들은 주로 감마리놀렌산 함유가 많은 달맞이꽃 종자유와 생선기름에서 추출한 오메가-3, 비타민 C 대량요법, 백반중의 영양요법들이다. 또한 효모의 영양학적 가치를 크게 이용하고 부족한 점을 채워 완전영양물질로 만든 LSF(생명

과학)의 제품들인데 상당한 효과가 있다. 특히 앞에서 언급했듯이 현대인들은 산패된 기름을 많이 섭취하므로 우리 몸에 꼭 필요한 불포화지방산 즉, 필수지방산의 적절한 섭취가 건강에 밀접한 관련이 있다. 좋은 기름의 섭취는 세포막의 산화 즉, 노화를 방지해 주고 혈압 유지, 나쁜 기름 제거, 콜레스테롤 억제, 두뇌의 노화 방지 등을 도우므로 현대인에게 꼭 필요한 영양요법이다.

아토피 환자에게 감마리놀렌산의 투여는 여타 해독요법과 병행 시 상승효과를 가져오므로 함께 이용하면 좋다. 또한 심상성 건선과 같은 악성 피부염 환자들은 지방대사가 잘 안 되는 신진대사 이상자들이 많은데 오메가-3와 같은 불포화지방산과 지방대사에 관여하는 레시틴, 비타민, 미네랄의 적절한 섭취는 피부질환 개선에 큰 도움을 준다.

영양물질로 단기 단식을 하는 경우는 특정질환의 개선에 탁월한 효과를 준다. 녹즙과 주스와 병행하면 독소 배출에 용이하다. 알레르기 환자가 우리약국에 내방하면 급성인 경우 해독하는 약초와 메치오닌, 엘 시스틴과 같은 아미노산, 비타민 C 대량(1회에 2~3g, 하루 최소 6g 이상 ~12g 이하)을 함께 투여하면 이뇨작용과 함께 빠른 시간 내에 해독이 되므로 만성으로의 이행을 방지할 수 있다. 급성 피부질환을 적절히 치료하지 못했을 때 만성 피부질환이 되므로 초기에 제대로 해독시키면 근본 치료가 되고 다시 재발하지 않는다. 물론 며칠 동안 음식을 조심해야 한다. 감기에도 항상 비타민 C의 대량요법을 권하는데 평소에 속이 많이 쓰린 사람은 식사 직후에 복용하고 공복을 피하는 것말고는 특별한 주의가 필요치 않다. 비타민 C를 요도염이나 방광염에 이용하기도 한다. 통풍환자인 경우를 제외하고는 비타민 C와 레시틴이나 한방약을 병용하면 소변이 시원스레 배출되고 신장과 방광의 기능저하 없이 잘 치료된다.

우리약국에는 백반증 환자가 많이 방문하고 상담하는데 약초, 효소 그 외 해독요법과 영양요법을 겸하여 많은 수의 환자를 완치시킨 경험이 있다. 어떤 방법이든지 적절히 제대로 이용하면 큰 효과를 볼 수 있으나 그것은 다년간의 경험과 여러 요법 사이의 상관관계, 체질적 특성들이 충분히 고려되어야 할 것이다.

이상과 같이 여러 해독물질의 블렌딩요법에 대해 언급했는데 이러한 인체의 자연치유력을 높이는 자연요법인 경우는 서로 상승작용이 강하므로 함께 이용한다. 약대를 갓 나왔을 때는 한 가지 특정요법이 만병통치인 줄 알았다. 그러나 시간이 지나고 경험이 쌓이면서 세상에 같은 사람도 같은 약도 없이 모두가 다 다르고 특이하여 어느 한 가지만으로 치료하거나 치유할 수는 없다는 것을 알았다. 음식도 골고루 먹어야 하고 운동도 체질과 상태에 맞아야 하고 자라난 환경, 기질, 유전적 인자, 모든 것이 다르므로 어떻게 핵심을 알 수 있을까를 고민하면서 여기까지 왔다. 적절하다는 것이 얼마나 어려운가 하는 것을 늘 느낀다. 참으로 깊은 지혜를 통해서 가장 적절한 상태를 깨닫고 치유되어 나아가는 것이라 생각한다. 끊임없이 공부하고 연구하는 자세와 인간과 자연에 대한 깊은 통찰, 진리에 대한 갈망, 자신과 생명을 사랑하는 마음, 이러한 것들이 어울려 지혜를 이루는 것이 아니겠는가? 수많은 치유방법들이 있지만 오직 한 사람을 위한 것이다.

가장 적절한 것과 가장 필요한 것은 무엇인가? 《태극권경(太極勸經)》에 "너무 무리하지도 말고 너무 잊지도 말며 진리를 쌓는 데 오래도록 하라."는 말이 있다. 확신이 있을 때 조급한 마음이 들지 않는다. 성급함은 확신이 없을 때에 생긴다. 인간에 대해서, 진정한 건강을 위해서 내가 알아야 하고 또 비워야 할 것은 무엇인가?

:: 장기의 독을 풀어주는 **관장법 - 커피관장, 죽염관장, 숯관장**

관장이라면 대체로 변비를 생각하게 된다. 사실 변비가 너무 심할 때는 관장이 최고다. 그러나 잦은 관장은 장구조의 이상을 가져오고 습관화되어 변비를 악화시키는 요인이 되기도 한다. 그러나 해독요법으로서의 관장은 장기의 독을 풀어주어 빠른 치유를 체험케 한다.

특히 커피관장은 유럽이나 미국의 대안의학과 자연요법센터에서는 수많은 임상 사례를 확보하고 있고 과학적으로도 활발히 입증되어 가고 있다. 필자 역시 간 기능 저하 환자나 만성 알레르기 환자, 자가면역질환자, 비만환자에게는 권하고 있는데 유기농 커피를 증류수에 타서 직접 만들어 판매하기도 한다. 진통효과가 우수하고 간과 담낭에 쌓인 담석이나 독소, 대장에 끼어 있는 숙변을 배출하는 데 탁월하므로 만성질환자는 말할 것도 없고 독소에 시달리는 현대인이라면 꼭 해볼 만하다.

QRS로 분석해 보면 환자뿐 아니라 일반인 가운데도 간 기능이 좋은 사람은 거의 없다. 또한 중금속이 검출되지 않는 사람 역시 거의 없다.

"술을 먹지 않는 데도 왜 간이 나빠지느냐?"고 묻는데 스트레스와 환경오염 때문이다. 간이 뒤집어진다, 간이 콩알만해진다, 간이 부었다, 간 떨어진다 등 간이 유독 스트레스와 관련된 말이 많은 것은 간이 분노의 장기이기 때문이다. 쉽게 화를 낸다거나 짜증을 잘 내는 사람들은 대체로 간이 나쁠 확률이 높다. 관장을 통해 간의 해독기능을 회복시켜 주고 간의 울열과 울혈을 풀어주고 혈血을 보충시키면 화나 짜증이 없어지고 피로가 풀리며 편안한 상태가 된다.

관장법 중 커피관장은 해독능력이 다른 원료에 비해 좋기 때문에 한 달에 한 두 번 하는 것은 크게 무리가 없을 것이다. 초록마을이나 생협 같은 유기농 매장에서 유기농 원두커피를 구해 이용하면 된다. 밥 수저로 두 스푼 정도에 물 1000~1500cc 정도를 커피 메이커에 넣고 우려낸 뒤 체온 정도로 식혀 관장하면 된다. 보통 2회 연속으로 관장을 한다. 한 번 관장시 약 500~800cc를 항문에 넣고(옆으로 누워서 넣어야 한다) 오른쪽으로 누워 배를 마사지한다. 대략 10~20분가량 후에 대변을 보면 된다. 다시 500~800cc를 항문에 주입한 후 같은 방법으로 대변을 보면 된다.

커피에 있는 카페인 때문에 오후나 저녁보다 오전에 하는 것이 좋고 반드시 공복에 해야 한다. 관장 후 1~2시간 후에 식사하는 것이 좋다. 커피 관장을 하고 나면 얼굴색이 확 바뀌는 체험을 할 수 있다. 속부터 맑아져서 환하고 깔끔해지므로 얼굴이 칙칙하거나 피곤할 때 하면 효과를 볼 수 있다. 물론 술이나 담배 등을 자주 하거나 육식

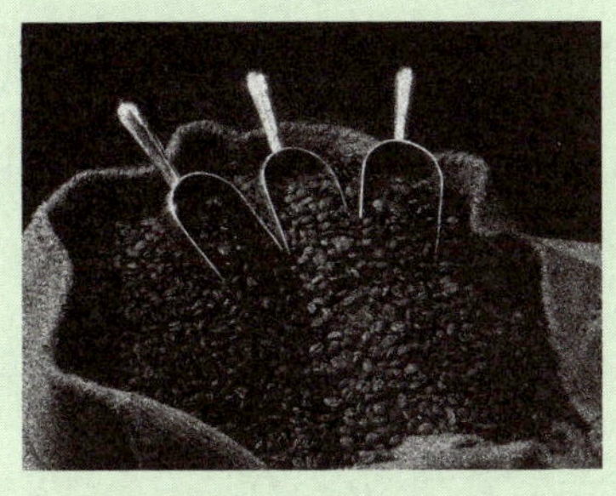

을 하고 비만인 경우는 매우 큰 효과를 볼 수 있다. 채식을 하는 사람이거나 건강에 큰 이상이 없는 사람인 경우도 피로를 자주 느끼거나 몸이 무거운 경우는 한 번씩 하는 것도 좋다.

커피관장이 간과 대장의 정화라면 주로 장의 건강을 위해서는 숯관장과 죽염관장, 식초관장이나 레몬관장을 이용하기도 한다. 사실 장과 간은 떼려야 뗄 수 없는 관계다. 장이 좋아지면 간 기능도 당연히 좋아질 수밖에 없다. 장의 독소와 숙변이 다시 흡수되어 간 기능을 저하시키니 장이 좋아지면 간의 부담이 훨씬 줄어들고 해독장부로서의 기능을 활발히 할 수 있는 것이다.

: : 공해 해독물질 **숯요법 - 숯 먹고 바르기 및 목욕**

숯요법이란 숯을 직접 먹거나 바르거나 숯으로 목욕을 하는 방법이다. 활성탄 혹은 약용탄으로 알려진 숯, 특히 소나무를 완전 연소시켜 만든 숯은 독소 흡착 능력이 뛰어나 현대인에게 꼭 필요한 공해 해독물질이라 할 수 있다. 주로 잠자기 30분에서 1시간 전 공복에(식사 후 최소한 3

시간 뒤) 따뜻한 물에 숯 한두 스푼을 타서 먹으면 다음날 새까만 똥을 시원하게 보는데 인체에 흡수되지 않고 독소와 숙변만 흡착하여 배출하므로 안전한 해독제다. 술을 많이 마신 날 자기 전에 복용하면 다음날 숙취 없이 가뿐하게 일어날 수 있다.

필자도 이전에 술을 많이 마셨을 때는 이 방법을 자주 이용했었다. 지금은 술을 마시지 않아 그냥 예방하는 차원에서 먹지만 맛도 무미, 무취하므로 기분 좋게 마실 수 있다. 담배를 많이 피우는 사람도 마찬가지다. 담배의 해악에 대해서는 독자들도 잘 아시리라 생각한다. 담배를 해독할 수 있는 방법들이 그리 흔하지 않는데 숯의 미세한 가는 구멍이 담배의 중금속과 독소를 흡착하여 해독하는 것이다. 숯을 한두 스푼이 아니라 대량으로 열 스푼 정도를 따뜻한 물에 타서 복용한 후 얼마 지나지 않아 담배를 피워보면 마치 담배를 처음 피울 때처럼 어지럼증을 느끼게 되는데 그동안 쌓인 담배독이 빠른 시간에 해독되었기 때문에 생기는 현상이다.

숯을 습관적으로 매일 복용하면 담배나 술, 그 외의 독소로 인한 많은 질병을 예방할 뿐 아니라 치료에 큰 도움이 될 것이다. 숯은 이미 고대로부터 이용하여 오면서 많은 임상이 있다. 선조들은 특유의 지혜로 가마솥의 숯검정을 설사나 배탈에 이용하여 왔고 항생제 대용으로 각종 염증의 해독제로 사용해 왔던 것이다. 숯은 정수기의 수돗물 정화 즉 염소 제거, 중금속 흡착, 탈취 등의 목적으로 이용되고 있으며, 담배 필터를 쪼개 보면 까만 입자의 형태로 박혀 있는 숯을 볼 수 있다. 요즘은 숯에 대해서 많이들 알고 있어 밥을 할 때나 과일, 야채 씻을 때, 냉장고의 잡내 제거, 장롱의 습기 제거, 전자파 차단용 등 여러 방면으로 숯을 이용하고 있다.

우리약국에서는 약초, 효소요법, 생식과 함께 숯을 같이 권하고 있는데 명현현상을 단축시켜 주고 해독이 빨라 치료기간을 많이 줄여준다. 간 기능 저하가 심한 경우와 악성 피부질환인 경우는 숯을 욕조에 풀어서 목욕하는 숯목욕이 숯 복용과 더불어 독소 흡착을 가속화하여 통증 완화와 염증 제거, 가려움에 탁월한 효과를 준다. 좌욕하는 방식으로 가슴 아래까지 따뜻한 물에 숯을 풀어 목욕하거나 각탕법이나 족탕법을 이용해도 큰 효과를 볼 수 있다. 무릎까지 올라오는 통에 따끈한 물과 숯을 풀어 20~30분 동안 발을 담그면 온몸에 열기가 돌면서 땀이 난다. 이불을 덮어 몸을 따뜻하게 하고 이마에는 찬물 수건을 얹으면 감기나 피로회복, 부종에 빠른 차도를 보이고 깊은 숙면을 취할 수 있다. 같은 방식으로 발만 담그고 있어도 좋다. 몸 전체가 이완되는 것을 느끼면서 쌓였던 피로가 일시에 풀리는 느낌을 받을 것이다.

활성탄은 현대인들에게는 참으로 소중한 물질이 아닐 수 없다. 질병이 없어도 예방하는 차원에서 건강한 혈액 상태를 유지하기 위한 방편으로 이용하길 바란다.

숯요법에서는 숯가루의 원료가 매우 중요하다. 아무 숯으로 하면 오히려 독소를 더할 수 있다. 필자가 권하는 것은 한농제약에서 나온 활성탄(약용탄, 일반의약품이어서 약국에서 판매하고 있다) '흑(상품명이 흑이다)' 인데, 매우 안전하며 효과면에서 탁월하다. 저녁마다 숯가루 5~10g을 따뜻한 물과 함께 복용하면 아침에 일어나는 것이 확연히 달라진다.

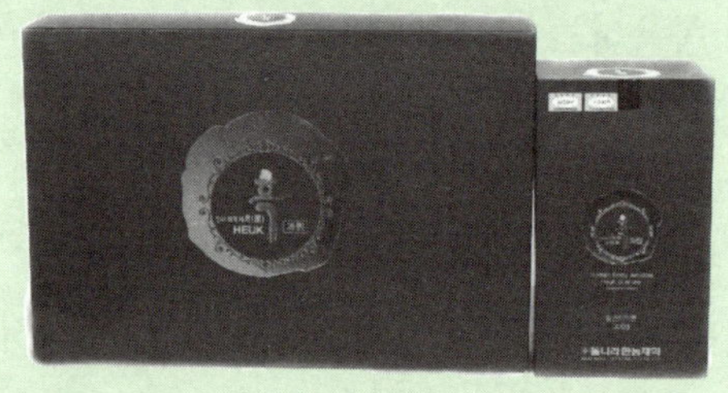

건강한 사람들은 별로 느끼지 못할 수도 있지만 몸이 무겁고 평소 피로를 자주 느끼거나 술, 담배를 하거나 약물을 복용하는 사람, 간 기능이 저하되어 있는 사람들에게는 매우 효과가 있다. 숯을 먹고 아침에 대변을 보면 새까맣게 나오는데 평소보다 개운함을 느낄 것이다. 알레르기가 있는 사람이나 몸에서 냄새가 나는 사람, 혈색이 탁하거나 피부가 좋지 않은 사람들은 꾸준히 하면 반드시 효과가 있다. 또한 비위가 약해 자주 체하는 사람이나 식중독, 두드러기가 있는 사람들이 숯요법을 하면 빠른 시일 내에 개선된다. 신장 기능이 좋지 않은 사람들 또한 큰 도움을 받을 수 있다. 간과 신장에서 해독과 배설이 어려운 것을 숯이 흡착을 통해 배설을 도와주기 때문에 간과 신장의 무리를 덜어주어 회복을 빠르게 한다. 가끔 신장 투석 환자들도 숯을 쓰는데 투석 후의 기간이 길어진다고 한다.

숯 복용은 식후에 바로 하면 영양소의 흡수를 방해하므로 좋지 않고 반드시 공복, 즉 식후 최소 3시간 후에 하는 것이 좋고 저녁에 자기 전에 하는 것이 더 효과가 있다. 꼭 따뜻한 물과 함께 복용하는 것이 좋다.

숯 관장은 따뜻한 물(체온 정도) 500~1000cc에 숯 20g 정도를 타서 하면 된다. 옆으로 누워 최대한 천천히 주입해야 끝까지 들어가고 오래 지속할 수 있다. 너무 급히 넣으면 바로 변의를 느껴 관장 효과를 볼 수 없다. 장 속의 세균, 소화되지 않은 음식물, 숙변 등을 까만 숯이 흡착하여 함께 배설될 것이다. 건강이 좋지 않은 사람들은 일주일에 최소 한두 번 해도 되지만 일반인들은 한 달에 한두 번 해도 효과를 볼 것이다. 숯 관장은 아침 공복 시가 가장 좋다.

: : 숯으로 해독할 수 있는 물질들

● 장기 복용에 의한 약물 중독 해독

● 곡식, 과일, 채소 등에 잔류하는 농약, 화학 비료, 제초제

● 방부제, 보존료, 화학조미료 등 첨가제

● 축산물, 유제품, 계란 등에 함유된 항생제, 호르몬제, 농약 등의 해독

● 오염된 공기(배기가스 중 발암물질인 벤조피렌, 매연 중의 다이옥신)

● 음주에 의한 알코올

● 흡연에 의한 니코틴

● 스트레스와 과로에 의한 피로물질

● 인체의 신진대사에 의해 생성된 독소와 노폐물

● 플라스틱, 비닐, 가구, 벽지 등에서 나오는 환경호르몬

● 중금속 중독

● 방사선 물질 등의 해독

면역블렌딩요법을
이용한 제품들

한 가지 요법이나 한 가지 물질로는 현대의 뿌리 깊고 원인이 다양한 질
환을 치유하기 어렵다. 오염이 되어 있지 않거나 밤 문화가 발달하지 않
아 해가 떨어지면 자고 낮에 일하는 것이 자연스러웠던 때에는 자율신
경실조가 결코 심각하지 않았다. 요즘의 질병은 오염된 환경과 오염된
물질들 사이에서 밤낮의 구분이 없는 생활을 하면서 더욱 심각해지는
것이다.

이러한 다차원적인 문제 앞에서 치유를 위한 최선의 방법은 무엇일
까? 생활을 바꾸고 스트레스 관리에 적극적이 되는 것은 근본 치유를 위
해서는 반드시 실천에 옮겨야 하는 문제일 것이다. 그러나 현대인에게
그것만을 말하기에는 어려운 점이 많다. 그것을 적극적으로 보조해 줄
수 있는 강력한 치유책이 필요하다. 10여 년의 경험으로 여러 다양한 면

역 증진 물질들을 잘 조합하여 면역블렌딩요법에 의한 상품을 출시하게 되었다.

: : 아토피 치료제 '**아토아닌**'

서로 상승하고 보완하는 물질들로 이루어진 아토피 치료제 '아토아닌' 은 조화로운 것이 어떤 것이라는 것을 치료되는 환자를 통해서 알 수 있다. 아토아닌으로 치유되는 환자는 통계적으로 80% 이상이 된다. 적응하지 못하는 환자 즉, 제대로 먹어내지 못하는 사람도 있게 마련이다. 그런 사람을 제외하고는 기간의 차이가 좀 다를 뿐 대부분의 사람들에게서 치유효과가 탁월하다.

아토아닌의 구성 성분은 면역을 증진시키는 약초와 분자교정의학의 영양물질, 그것을 원료로 한 피부보습제 등이다. 화학물질은 전혀 들어 있지 않다. 정화를 위해서는 순수 자연 원료라야 한다. 중요한 것은 오염되지 않은 천연의 원료라는 것도 있지만 균형과 조화를 이루어야 한다는 것이다. 조화롭지 못하면 최대한의 효과를 보기 어렵다. 어느 한쪽으로 치우치지 않으면서도 면역을 최대한 올릴 수 있어야 하는 것이다. '아토아닌' 은 그런 점에서 탁월한 효과를 발휘할 것이다.

: : 백반증 치료제 '**액티퍼스**'

백반증의 치료는 한 마디로 종합적이어야 한다. 인체에 축적될 수 있는 노폐물을 정화하면서 피부세포의 재생에 탁월한 천연물질을 이용해야 한다. 그리고 스트레스로 인한 자율신경을 교정해야 한다. 분자교정의학에 의한 영양물질과 세포 재생에 탁월한 엽록소와 천연아미노산, 피를 보충하는 보혈제 등이 백반증 치료제의 주성분이 된다. 새로 개발된 백반증 치료제 '액티퍼스'는 이런 성분을 이용한 효과적인 치료제로서 많은 백반증 환자에게 큰 도움이 될 것이다.

: : 알레르기 치료제

알레르기의 원인은 천차만별일 수 있지만 핵심은 역시 혈액의 오염이므로 알레르기 치료제의 주성분은 해독제와 어혈제 위주가 된다. 체질의 특성 역시 너무나 다양하지만 독소 배출과 면역을 최대한 높일 수 있는 천연식물들, 영양물질들을 조화롭게 하여 부작용 없는 제품을 만들었다. 중요한 것은 조화다. 인체의 과부족을 최대한 균형 있게 만드는 것이 관건인 것이다. 모든 체질의 특성을 고려하면서도 균형을 취하는 제품은 반드시 있게 마련이다. 그것이 파동의학의 핵심이자 특성인 것이다. 모든 존재가 다 다르지만 생명이기에 취해야 하는 것들을 조화시켜 만들 수 있다.

Part 3

면역블렌딩요법에 의한 임상사례①

아토피를 이긴 사람들

면역을 높이는 여러 천연물질과 영양물질, 심적인 마음의 상태를 조화롭게 블렌딩하여 치유에 활용한 결과 10년, 20년 이상 된 만성 고질적 피부질환들이 근본적으로 치유되는 것을 확인하였다. 몇 가지 임상 사례를 통하여 하나의 질병이라도 얼마나 입체적으로 접근해야 하는지 생각해 보자(환자의 이름은 모두 가명이다). 난치성이나 만성적인 피부질환은 문제를 한쪽으로만 봐서는 근본 치유에 접근할 수 없다. 원인과 치유를 여러 가지 관점과 가능성을 가지고 들여다보아야 할 것이다.

태열이 심하던
7개월 유아 재민이 이야기

김해에 사는 재민이는 생후 7개월 된 무척이나 귀여운 아기였다. 하지만 얼굴과 목, 몸 전체에 나타난 붉고 진물 나는 피부 때문에 방긋 웃는 모습을 보기가 힘들었다. 비록 말로 표현하지는 못하지만 얼마나 가렵겠는가? 그래서인지 자주 칭얼댔다. 그런데 웃다가 칭얼대기를 반복하는 아기를 안고 온 재민이 엄마와 아빠는 젊은 부부가 이것저것 실컷 묻기만 하고는 돌아가곤 했다. 그것도 한두 번이 아니었다.

나중에 처방대로 치료를 하기로 결정하고 나서야 재민이 부모가 심경을 털어놓았다. "실은 재민이를 안고 이 병원, 저 약국 안 돌아다녀본 데가 없어요. 또 주변 사람들의 이야기를 듣고 민간요법도 많이 따라했지요. 그러다 보니 결국 병원도 믿을 수가 없고 민간요법도 더는 믿을 수가 없게 되었어요."

그 심정이야 더 말해서 무엇하겠는가? 하지만 치료를 시작한 후에도 재민이의 부모는 거의 매일 전화하다시피 하고 확인에 확인을 거듭하는 바람에 필자한테 따끔하게 야단을 듣기도 했다. 하지만 한 달 뒤에 약국 문을 열고 들어온 재민이의 피부는 몰라보게 깨끗해져 있었다. 깐깐한 부모답게 확인하고 또 확인하며 이치와 원리를 묻더니만 그만큼 처방을 성실히 따랐던 것이다. 재민이는 양쪽 볼 주변에 약간의 붉은 습진을 제외하고는 거의 모든 피부가 깨끗해졌다.

재민이에게 쓴 것들은 100% 유기농으로 재배한 어린이 아토피용 생식(소화에 도움을 주는 원료 배합), 보리차에 약간의 죽염(죽염수 0.9%), 유기농으로 재배한 엽록소식품, 감마리놀렌산 캡슐 하루 1~2개 등이었다. 한 번씩 죽염이나 숯으로 관장을 시키는 것도 해독에 도움이 되므로 변이 좋지 않거나 일시적인 명현을 겪을 때 권했다.

재민이는 3개월 만에 완전히 깨끗한 피부로 돌아왔다. 하지만 이후에도 아기용 생식을 계속 먹이라고 일러주었고 주의를 준 결과 다시는 재발하지 않았다. 이제 칭얼대는 것은 멈추고 방긋방긋 웃기만 하는 재민이의 모습이 얼마나 예쁜지 모른다.

많은 부모들이 치료자나 치료 기관을 신뢰하지 않는 모습을 볼 수 있다. 참으로 안타까운 일이지만 현실이 그러하니 이해가 간다. 앞에서도 말했다시피 아토피는 원인이 너무나 다양하고 치료방법도 천차만별이니 그럴 수밖에 없으리라.

폐쇄적인 성격의 17세 고등학생
성태의 아토피 극복기

오래된 피부질환으로 고생하는 사람 가운데 성격 때문에 병이 악화될 수 있다는 판단이 들면 필자는 상담을 무척 중요하게 생각한다. 그래서 여러 가지 상담을 통해 치유로 이끌기 위해 노력하는데 그 방법 중 하나가 아스트럴러지(Astrology)이다. 아스트럴러지는 천문해석인데 점성학으로 더 많이 알고 있을 것이다. 천문해석을 통해 그 사람의 생년월일시의 차트를 보면 그 사람이 잘 걸릴 수 있는 질환과 심리적인 상태, 그로 인해 야기되는 내적·외적 관계를 참조할 수 있다.

부모와 함께 한여름에 방문했던 마산의 성태는 차트(birth chart)를 보면 태양이 전갈자리, 수성(생각하고 말하는 기능), 금성(관계 맺는 방식) 역시 모두 전갈자리에 있었다. 전갈자리에 행성이 몰려 있는 경우는 전갈자리 고유의 특질이 무척 많이 나타나게 된다. 전갈자리의 모토는 '나는 절제한다' '나는 조절한다' 와 '나는 꿰뚫어 본다' 로 표현될 수 있다. 성태의 경우는 무척 과묵하고 표현을 하지 않으면서 성적性的으로 민감한 기질을 갖고 있으며 또 그런 시기에 있는 것으로 보였다.

성태의 증상은 목 주변과 접히는 부분, 팔, 다리 등이 두터워져 있었고 얼굴 역시 눈 주변이 건조하며 붉게 인설이 올라와 있었다. 돼지고기, 닭고기를 먹은 날은 가려움이 무척 심해서 잠을 잘 자지 못할 정도지만 부모에게 말을 잘 하지 않는다고 했다. 학업에 집착이 강해서 한 번 앉으면 잘 일어나지도 않을 정도였다. 스트레스를 받아도 표현을 하지 않으니 속에 뭐가 들어 있는지 모르겠다고 했다. 또한 성적으로 민감한 시기이고 관심이 많은 때라 자위행위를 자주 할 수 있고 그로 인한 진액의 손실로 아토피가 더 악화될 수 있다고 여겨졌다.

그것은 성태가 허리가 종종 아프다고 하는 데서 유추할 수 있었다. 책상에 오래 앉아서 그럴 수도 있지만 자위행위로 인한 요통도 무시할 수 없다. 성태의 아토피 원인은 ▶ 과묵한 성격 탓에 표현하지 않음으로 인한 기와 혈이 막히는 증상(울체증) ▶ 가려움에도 불구하고 육식과 라면 등 인스턴트식품을 자주 먹는 것 ▶ 학업에 대한 남다른 열정으로 인한 스트레스와 운동 부족 ▶ 사춘기의 성 호르몬의 발달 과정상 자위행위로 인한 허열 등으로 유추할 수 있다.

이러한 원인을 바탕으로 성격상의 특질을 설명해 주었다. 성격을 바꾸라는 의미가 아니라 이러한 성격이 자신과 타인과의 소통에 문제를

일으킬 수 있으므로 적절하게 표현하는 연습을 해야 한다고 일러 두었
다. 그리고 그러한 연습뿐 아니라 안으로 들어가는 에너지를 운동을 통
해 발산할 필요가 있음도 당부하였다. 차근차근 얘기하니 깊이 받아들
였고 이후 운동을 자주 한다는 말도 들었다.

성태는 한방 엑기스제로 스트레스와 간기울결(간의 기능이 소통되지
않아 담즙이 울체되거나 피가 뭉치는 증상)을 푸는 처방과 변비를 시원
하게 소통시키고 숙변 배출을 도와주는 약초, 성장에 도움을 주는 천연
칼슘제, 감마리놀렌산 캡슐 대량, 커피관장을 지도하였다. 병원에서 1년
정도는 스테로이드와 항히스타민제를 복용했으나 그후로는 약을 복용
하지 않았다고 했다.

스테로이드나 항생제, 그 외 양약을 복용한 경우는 반드시 명현반응
(호전반응)을 심하게 겪을 수 있는데 성태도 예외는 아니었다. 약을 복
용하자마자 바로 더욱 심한 가려움과 습진이 생겨 고통을 겪었으나 그
리 오래가지는 않았다. 누누이 말하지만 해독으로 피가 맑아졌을 때라
야 면역기능이 되살아나고 근본치료를 통해 재발을 방지할 수 있는 것
이다. 두 달 이후부터 증상이 차츰 가라앉더니 6개월 치료에 완치되었
다. 치료가 되었다 하더라도 음식은 이전과 같이 하지 말고 채식과 자연
식 위주로 하며 스트레스를 배출하는 여러 가지 방법, 특히 운동을 많이
할 것을 권하였다.

태열을 잘못 다스려 시작된 아토피로 20여 년간 고생한 강종석 군 이야기

대구의 강종석 군은 태열부터 시작하여 지금까지 아토피로 20년 동안이나 고생한 중증 환자였다. 종석 군은 아토피 피부염이 너무 심해 머리까지 박박 깎고 한여름에 우리약국을 방문하였다. 온몸의 아토피로 그동안 안 해 본 것이 없을 정도로 전국을 누비고 다녔다고 했다. 독실한 불교신자인 어머니의 기도 덕인지 곧 나을 것이라는 어느 보살님의 말씀을 믿고 필자와 인연이 되었다.

아침 일찍부터 대구에서 기차를 타고 왔는데 여름에도 긴팔 옷을 입고 있었다. 보통 아토피는 여름에는 심하지 않은 편인데도 피부가 너무 두꺼워져 마치 거북의 등 같았다. 되도록 쓰지 않으려고 했지만 가려움이 심하고 잘 낫지 않는 터라 자주 스테로이드 외용제와 약을 복용했다고 한다. 그래서 그런지 면역기능과 다른 오장육부의 기능도 상당히 떨어진 상태였다. 스테로이드를 오랫동안 쓴 경우는 피부염 증상이 갈수록 더욱 심해지게 된다. 스테로이드 자체가 면역 억제제이므로 자연면역력이 많이 떨어져 감기도 자주 앓고 천식 증상도 동반할 때가 많다. 그러니 또 약을 먹어야 하는 악순환을 되풀이하는 것이다. 처음 태열을 잘못 다스리고 그때부터 시작된 아토피가 이렇게 진행된 것이다. 주로 병원 처방약을 이용하였는데 그동안 음식을 가리라는 말도 듣지 못했다고 한다.

그런 와중에도 대학에 들어갔으니 의지력이 대단하다는 생각이 들었다. 이런 경우는 본인이 명현반응을 견딜 수 있을 정도까지 해독제를 대량 쓰면서 보습에 역점을 두어야 한다. 식사는 두 끼 이상 생식을 하도록 하였다. 소양인이므로 위열을 식히는 음식으로 구성된 생식과 케일, 명일엽 등의 엽록소와 효소, 효모를 대량으로 이용하였고 한약 엑기스 중 온청음, 육미지황탕은 소화가 잘 되는 소양인의 해열과 보습에 탁월한 효과가 있으므로 함께 투여하였다. 또한 이틀에 한 번은 명현반응이 나타나지 않을 때까지 커피관장을 하도록 지도하였다. 씻는 세제 역시 피부 보습인자가 함유되고 비누 성분이 함유되지 않은 약산성의 천연원료를 이용하였다. 바르는 피부 보습제는 알로에와 히아루론산, 세라마이드가 풍부한 천연 크림을 아침, 저녁으로 사용하도록 권했다.

그동안 고생을 많이 한 탓인지 차근차근 설명을 하니 잘 받아들였고 빨리 적응하는 것 같았다. 생식을 먹는 것에 대해서도 다만 빨리 나으면 좋겠다고 하면서 다른 불만을 토로하지 않았다. 약과 생식을 복용하기 시작하면서 명현이 올라와 가려움이 더욱 심해지고 두드러기 같은 피부염이 올라와 고생이 여간 아니었다. 속도 메슥거리고 처음에는 설사와 변비를 번갈아 가며 하였다. 2개월 정도는 무척 심했는데 갈수록 가라앉기 시작하고 중간중간 다시 올라오기를 반복하였다. 6개월이 지났을 때 심한 증상은 모두 가라앉고 피부가 촉촉해지기 시작하였다. 음식도 절제를 잘하였고 오직 낫겠다는 일념과 어머니의 정성으로 시키는 대로 매우 열심이었다. 매달 꼬박꼬박 기차를 타고 왔는데 하루도 어기는 날이 없을 정도였다. 1년이 지나고는 피부가 매끄러워지기 시작하였는데 1년 6개월가량 약을 먹었다.

완치 후 마지막에 들어오는 강 군의 훤칠하게 잘생긴 모습과 환한 웃음을 보니 무척 기분이 좋았다. 오랫동안 치료하면서 강 군의 가족들과는 매우 막역한 사이가 되어 지금도 자주 안부를 묻곤 한다.

만성피로, 생리불순 심했던 22세 여대생의 아토피 이야기

서울의 박영란 양은 전화로 상담을 요청해 와서 투약한 경우였다. 영란 양은 미대에 재학 중인 자취를 하는 여대생이었다. 자취를 하므로 매일 라면, 빵, 음료수, 커피 등으로 끼니를 때웠다. 생리는 서너 달에 한 번씩 하고 손톱이 뒤집어지고 부러지는 스푼형 손톱이 된 지 오래라고 했다. 스푼형 손톱은 심한 빈혈에서 올 수 있다. 특히 간혈肝血 부족 상태일 때 잘 나타난다. 영란 양은 손바닥과 발바닥이 갈라지고 한겨울에는 손끝에서 피가 날 때가 있다고 했다. 생리 때에는 어혈(검은 핏덩어리)이 많고 생리통이 심하며 생리량도 많지 않아 2, 3일이면 그친다고 했다. 얼굴은 눈과 입 주변이 불그스름하고 인설이 일어나며 눈밑이 검었다. 낮에는 학교에 다니고 밤에는 카페에서 아르바이트를 하니 과로로 인한 자율신경실조 역시 두드러졌다.

아이들은 대체로 음식물로 인한 아토피가 많으나 청소년 이상의 성인이 되어 나타나는 아토피는 신경과 육체의 과로가 더 큰 원인인 경우가 많다. 그런데다 설탕이 많이 든 음식과 음료, 육식과 인스턴트식품 등이 크게 일조를 하는 것이다. 손끝, 발끝이나 목 위와 눈 주변의 건조증과 가려움, 붉은 피부의 인설 등은 스트레스, 즉 간과 심장의 열을 짐작케 한다.

밤에 일하며 과로하는 경우에는 자율신경 중 교감신경의 지나친 항진으로 심박동수 증가와 소화불량, 피부와 말초의 혈관수축으로 인한 혈액순환 저하, 배설기능 감퇴 등이 나타나므로 아토피가 심해지고 그 이외에도 많은 질환을 앓을 수 있다.

요즘 젊은 아가씨들을 보면 상당수가 이러한 어혈성 빈혈이 너무 많아 생리불순과 만성피로, 아토피와 알레르기를 동시에 호소하는 것을 본다. 우리약국은 시내에 위치하고 있어서 주변 상가들의 개업 때 이벤트를 하는 여성들이 약국에 들어와 스피드 상담을 요구하곤 한다. 생리를 하지 않은 지 몇 달이 되고 다크 서클이 심하다며 화장으로 감춘 피곤한 얼굴로 문의하는 것이다. 다이어트 때문에 식사도 제때 하지 않고 기껏 먹어야 빵이나 라면, 과자, 커피 등으로 끼니를 때우는 여성이 많다. 거기다 술과 담배를 하는 젊은이들이 점차 늘어가고 있다. 전부 피를 말리고 오염시키는 요인들이다.

손톱이 부러지고 스푼형이 되어 뒤집어지는 것은 간의 피가 말라 손톱에 영양을 줄 수 없을 정도이니 이 여학생은 단순히 아토피가 문제가 아니라 전체적으로 몸을 다스려야 할 상황이라 전화상이라도 음식과 생활습관에 관해서 상세히 설명해 주었다.

이 경우는 생리가 정상적이고 건강하게 되는 것을 목표로 아토피를 다스려야 한다고 일러 두었다. 피부는 결과이지 원인이 아니다. 몸의 상태, 월경 상태가 그 정도면 체질적으로 아토피가 일어나는 것은 당연하다. 어혈, 즉 죽은 피를 풀어주고 피를 생성시켜 피부를 촉촉하게 해야 할 것이다. 해독과 보혈이 필수인 것이다.

보조식으로 생식과 구어혈제(죽은 피를 풀어 줌), 간기울결과 심열을 내리는 한방약과 약초, 효모 대량, 오메가 3와 감마리놀렌산, 비타민 E, 셀레늄, 베타카로틴, 비타민 C 등을 함께 주었다. 복용한 지 한 달 뒤부터 피로감이 없어지고 얼굴 피부가 빨리 좋아졌다. 붉은 기운이 내려가고 가슴이 답답해 한숨을 쉬는 것도 없어졌다고 한다. 3개월 이상은 무조건 복용하라고 했는데 복용 첫 달부터 생리를 고르게 하며 3개월 후에는 생리량도 많아지고 한겨울인 데도 손끝과 발끝 갈라지는 것이 없어졌다며 복용을 중단하였다.

요즘은 나이 드신 어르신보다 젊은이들의 건강 상태가 훨씬 좋지 않다. QRS 상에 나타난 면역력의 수치는 앞으로 수많은 사람들이 암으로 고생하거나 죽을 수도 있다는 것을 보여준다. 환경오염을 근원적으로 막는 것은 힘들지만 음식을 깨끗하게 정성들여 먹는 것은 우리의 노력에 달려 있다. 지나친 과로와 스트레스, 부실하고 오염된 음식, 우리의 생활환경을 검토해 보아야 할 것이다.

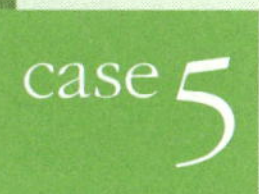

전문가를 불신한 부모에게
꼭 해주고 싶은 말
"아토피는 낫는 병이에요"

김해의 한 여학생은 중학교 2학년생인데 전교에서 늘 1, 2위를 다툴 정도로 수재라고 했다. 이 학생에 대한 부모의 기대가 얼마나 큰지는 미루어 짐작할 수 있을 것이다.

태열이 있으면서부터 시작된 아토피는 부모의 관심과 애정으로 안 가본 곳이 없을 정도의 치료를 받아왔다. 그러나 그것이 오히려 문제가 되었다. 이런저런 원인 검사를 한다고 피를 뽑고 여러 가지 약을 먹다가 그만 척수액까지 뽑게 된 것이다. 등의 척추에 있는 척수를 큰 주사로 꽤 많이 뽑았다고 하는데, 검사상의 이유였다. 여기에서 현대 서양의학의 맹점을 또다시 엿볼 수 있다. 물론 모든 의사들이 그런 것은 아니다. 이 여학생의 경우는 한 피부과 의사의 잘못된 결정에 의해서였다. 척수액이 가지는 의미는 단순히 성분 이상의 것이다. 선천지기先天之氣라 하여 피 중의 피인 척수액을 뽑고 나면 이미 아이의 몸이 아닌 것이다.

이 여학생은 척수액을 뽑고 난 후로 허리가 심하게 아프고 밤에도 소변을 보러 가는 신허증腎虛症의 상태가 되었다. 마치 할아버지, 할머니처럼 하초의 기운, 즉 원기가 떨어져 추위와 더위도 잘 타고 목과 입이 마르고 얼굴이 붉게 허열이 뜨는 증상으로 아토피가 더욱 심해질 수밖에 없는 상황이 된 것이다.

이런 상태가 되면 면역력도 더욱 떨어지고 몸을 회복하기가 매우 힘들어진다. 오랜 시간을 치료해야만 몸이 회복되고 제대로 된 치료가 아니면 그나마 다시 건강을 회복하기 어려운 상황인 것이다.

그렇지 않아도 오래된 아토피에 여러 가지 약물로 인해 면역력이 저하된 상태인데 몸을 다시 채워야 하니 치료기간을 매우 길게 잡아야 한다. 이 부모는 두 달을 못넘기고 치료에 진척이 없다는 이유로 환불을 요구했다. 돈을 도로 주는 것이 문제가 아니었다. 너무 조급해하고 불신에 찬 모습에 아쉬움이 많이 남았다. 그동안 병원을 주로 다니면서 아이의 몸이 회복되지 않고 더욱 나빠지는 것을 체험했다 하더라도 전문가를 믿고 나아가야 하는 것이다. 물론 병에 대해 더 자세히 배우고 알아서 꼭 낫겠다는 생각으로 나아가야 하는 것이다. 실망한 그 부모는 아토피는 낫지 않는 병이라고 말하며 돌아섰다. 반드시 나을 수 있는 병인데도 그런 부정적인 자세로 대한다면 결과 역시 부정적일 수밖에 없는 것이다.

이 여학생은 최소한 1년 이상 약을 써서 몸을 채워야 한다. 그렇지 않으면 피부보다도 요통과 심열, 간열로 더욱 큰 고생을 할 수 있다. 이 지면을 빌려 아토피성 피부염으로 고생하는 수많은 아이들의 부모님들께 부탁하고 싶은 것이 있다. 조급한 마음을 절대 갖지 말고 반드시 좋아진다는 생각으로 꾸준한 치료를 하라는 것이다. 아토피는 하루나 이틀, 혹은 한두 달에 나을 수 있는 것이 아니다. 물론 사람에 따라서는 아무리 심해 보여도 빨리 좋아지는 사람이 있을 수 있다. 그러나 매사에 여유 있는 마음으로 확신하며 나아갈 때 당연히 좋아질 수 있는 것이다. 그리고 전문가와 상의하며 신뢰하는 마음을 가질 때 원하는 것을 이룰 수 있다.

Part 4

면역블렌딩요법에 의한 임상사례②

알레르기를 극복한 사람들

면역을 높이는 여러 천연물질과 영양물질, 심적인 마음의 상태를 조화롭게 블렌딩하여 알레르기를 이겨낸 사람들이 많다. 절망에서 희망을 찾아낸 사람들을 소개한다.

식당을 운영하는 위장 약한 43세 여성의 알레르기 이야기

부산의 김수연 씨는 햇빛 알레르기로 10년 가까이 고생한 경우였다. 알레르기가 오래 되다 보니 그간의 괴로움은 말로 다하지 못할 지경이라고 했다. 햇빛뿐 아니라 따뜻한 곳에만 가도 무척 가렵고 붉게 달아오르며 밤에는 잠을 못 이룰 정도라고 했다. 처음 방문했을 때 겉으로 보이는 피부는 하얗고 맑아서 알레르기가 있어 보이지 않았다. 그런데 햇빛을 늘 가리고 다니고 뜨거운 곳은 유독 피해 다닌다고 했다. 목욕탕에만 가도 명치 위부터 얼굴까지 벌겋게 뒤집어지기 때문이다. 위장이 약한 편이고 변비가 있어 매일 변 보기가 어렵다고 했다. 식당을 운영하는데 음식의 간을 맞추어야 하니 주방에 들어가면서부터 가렵고 음식의 간을 보면 더한 것 같다고 했다.

이전에는 육식을 자주 했는데 몸이 가렵고부터는 고기를 먹으면 바로 올라오므로 되도록 채식을 하고 있다고 했다. 그러나 식당을 하고 있는 처지라 마음대로 되지 않는다는 것이었다.

이 경우는 스트레스는 심한 편이 아니고 일이 좀 많다는 것이 걸렸다. 또한 위장이 약한 편인데도 여러 가지 음식의 맛을 보아야 하고 대변을 시원스레 못보는 것이 큰 원인으로 여겨졌다. 심리적인 스트레스만 스트레스가 아니다. 주방에서부터 손님 접대까지 하는 일이 너무 많은 경우는 결국 과로가 누적되어 심각한 스트레스 상태가 된다. 크게 신경 쓰는 일은 없다고 하지만 과로에 의한 자율신경실조로 보여서 간의 열을 풀어주는 약초를 동시에 처방하였다. 또한 음식을 하면서 불 앞에 장시간 서 있고 음식이 소화에 지장을 주어 생긴 전형적인 음식 알레르기도 보여서 소화에 도움을 주는 한방 위장약과 소음 생식(얼굴 모습과 몸 상태, 좋아하는 음식, 성격 등을 참고로 소음인으로 판단함), 열을 풀어주는 청열 해독의 약초를 대량으로 이용하였다. 특히 고기 소화가 되지 않을 때는 간기울결을 푸는 시호제와 우루사를 함께 복용시키며 명일엽과 돌미나리, 케일, 보리순 같은 서늘하고 항산화 효과가 뛰어나며 해독작용이 강한 엽록소식품을 투여하면 사람에 따라 명현반응을 겪고 난 후 피부가 촉촉하게 변하는 것을 볼 수 있다.

이 경우는 자율신경실조를 짐작하는 여러 증상들이 나타났으므로 역시 과로에 의한 신경 증상을 다스려야 했다. 밤에 숙면을 취하기 어려울 때가 종종 있으며 어깨 결림과 등이 뻐근한 증상, 한숨을 자주 쉬는 것 등이 그러했다. 한 달 후부터 소화가 잘 되고 대변이 시원하며 얼굴로 열이 올라오는 것이 현저히 개선되어 갔다. 가슴 부위의 뾰루지가 일시적으로 더 올라왔는데 간의 해독 기능이 좋아짐으로써 생기는 명현이므로 계속 복용시켰다. 2개월 이후부터는 목욕탕에 가도 아무 이상 없더라는 얘기를 하며 그렇게 오래 고생했는 데도 빨리 좋아지는 것에 대해 감격하였다. 4개월 약을 쓰고 치료를 마쳤는데 부산에서 많은 알레르기 환자를 소개하기도 하였다.

고3 수험생 아들
뒷바라지에 열성인
52세 엄마의 알레르기 극복기

창원의 박용선 씨는 생리 주기가 일정치 않으며 끊어졌다 다시 하기를
반복하는 단정하고 참한 여자 분이었다. 이 분은 오래된 피부염이 완치
되었다는 사람의 소개로 방문하였다. 박용선 씨는 집에서 살림을 하는
가정주부였는데 겉보기와는 달리 알레르기가 너무 심해 잠을 자지 못할
정도라 했다. 병원에서 주사를 오래 맞았는데 별 차도가 없고 일시적이
라 그만두었다고 한다.

이 분은 아이가 고3이라 자녀 뒷바라지에 여념이 없는 전형적인 한국
의 주부였다. 잠을 제대로 자지 못해 눈이 잘 충혈되고 자주 피로하다고
했다. 팔뚝과 등에 붉은 뾰루지 모양의 염증이 많이 돋아나 있었고 컨디
션이 좋으면 가라앉는다고 했다. 갱년기 증상에다 과로로 얼굴에 열이
올라오고 땀이 나며 입이 바짝 마르고 입이 쓴 간기울결과 왕래한열(열

이 올랐다 내렸다 하는 증상)이 있었다. 갱년기로 인한 자율신경실조 증상을 최근 3~4년 겪어오면서도 하나 있는 고3 아들을 위해 최선을 다하는 열성파 어머니였다.

이런 경우는 갱년기로 인해 그동안 있던 생리가 불규칙해지며 피〔血〕가 말라가는 상황에서 아들 뒷바라지로 신경뿐 아니라 육체적으로 지나친 과로를 한 것이 원인으로 보였다. 평소에도 육식이나 인스턴트를 자주 먹지 않고 되도록 유기농으로 재배한 채소를 자주 먹는다고 하는데 단정한 모습에서 결벽증까지 느껴질 정도였다. 과로를 하면 몸 안의 진액이 소모되어 영양 결핍과 세포 조직의 이상이 생기게 되는데 갱년기까지 겹쳐 더욱 몸을 축나게 한 것이다.

갱년기의 여성을 보면 온몸의 균형이 많이 깨지고 면역도 엄청 낮아지는 것을 목격할 수 있다. 몇십 년간 하던 생리를 안 하게 된다는 것은 몸으로서는 큰 변화를 겪고 있는 것이다. 이때 관리를 안 해주면 이후 평생 건강에 지장을 초래할 수 있다. 골다공증이 가속화될 것이고 관절염과 심장, 순환계질환, 이 여성과 같은 간 기능의 저하까지 올 수도 있다. 흔히 말하는 화병火病, 자율신경실조증, 부정수소증후군의 심리적 증상을 포함한 한의학적 용어은 많은 여성들이 겪고 있는 문제이기도 하다. 심장과 간에 열이 차고 신기腎氣가 저하되므로 신경까지 날카로워진다.

이 분은 원래 몸이 아주 실한 체질이라 추위도 안 타고 더위를 많이 타며 겨울에도 내의를 안 입는 사람이었다. 그런데 수면 시간이 극도로 짧고 소식을 하며 운동을 거의 매일 했다고 한다. 아무리 강한 사람이라도 기름은 안 쳐 주고 기계를 돌리면 기계가 열을 받아 타는 것은 당연한 일 아닐까. 여하튼 차근차근 얘기하자 본인이 자신의 몸 상황에 맞지 않게 너무 과로한 것이라 인정하였다. 수면부족과 지나친 사려, 갱년기가 겹친 결과로 인한 열성, 소모성 알레르기로 보고 약과 함께 충분한 휴식을 권유하였다. 간기울결을 풀고 심장의 열을 내리는 한방 엑기스 처방과 해독기능이 있는 엽록소가 풍부한 약초, 영양 효모, 식물성 아미노산, 천연칼슘이 함유된 식품을 이용하는 영양요법을 겸하니 보름이 지나고 한 달 안에 가려움이 가라앉으면서 빠른 차도를 보였다.

보름 단위로 약을 썼는데 보름마다 창원에서 김해까지 착실히 방문하였다. 열이 오르지 않으면서 피부가 촉촉해지는 것을 눈으로 확인할 수 있었다. 2개월 후부터는 가끔 열이 올랐지만 뾰루지는 올라오지 않았다. 3개월 간 약을 쓰고 치료를 마쳤는데 이후에도 갱년기 증상으로 인한 증상들을 겪을 수 있으니 휴식하면서 보혈補血하는 영양물질과 칼슘의 섭취를 권하였다. 이 분은 음식에 관해서나 그 외 생활습관에 대해서는 따로 일러 둘 것이 별로 없었다. 워낙 관리를 잘 하는 분이라 단지 휴식을 충분히 취하라고 일렀다. 과로가 인체에 미치는 영향은 너무 커서 "과로에는 약이 없다"는 말이 생길 정도라고 원리를 설명해 주었는데 크게 수긍하였다. 그리고 약에 의존하지 않도록 이제라도 건강 관리에 더욱 관심을 쏟겠다고 했는데 잘 하리라는 생각이 든다.

case 3

알레르기 천식과 피부염으로 힘들었던 20년 세월에 종지부를 찍은 사연

강원도 홍천의 김연숙 씨는 아는 분의 소개로 온 경우였다. 이 분은 먼저 전화로 상담을 하고 상담 신청서를 작성한 뒤 QRS를 참고로 해서 투약한 경우다. 이 분이 알레르기 천식과 담마진으로 더욱 고생을 한 것은 동생의 식당에서 밤 늦도록 주방일을 하며 심해진 최근 몇년이었다. 그러나 20년 전부터 천식과 알레르기 피부염이 있던 터였다. 감기를 자주, 그리고 오래 앓으며 피곤하면 숨이 차고 가래 없는 마른기침을 하고 발목, 발바닥이 많이 저리며 통증을 호소하고 소변이 잦다고 했다. 또한 불안, 초조해서 잠이 깊이 들지 않는다고 했다. 눈이 늘 피곤하고 조금만 먹어도 헛배가 부르며 변비가 있었다. 목에 이물감(매핵기)이 자주 느껴진다고 했다. 키는 150cm도 안 되었지만 몸무게는 거의 70kg 가까이 나가니 체지방이 28kg, 체지방률은 40%를 넘어섰다. 심각한 비만 상태였다. 여름철에 땀을 무척 많이 흘리고 공기가 탁한 곳에서는 매우 민감하게 반응하는데(숨이 가쁘며 심한 기침, 두드러기 등) 체질적으로는 태음인으로 보였다. 생리가 있다 없다를 계속 반복해 왔는데 갱년기장애를 겪고 있으므로 증상들이 더욱 심하게 나타나는 것이었다. 몇년 전에 급성 간염을 앓은 적이 있다고 했다. 스트레스 상태를 물으니 동생의 식당일이 너무 힘든 것 외에는 다른 걱정거리는 없다고 했다. 저녁에 일하기 시작해서 새벽까지 서서 일하니 당연히 관절에 무리가 오고 피로가 누적될 수밖에 없었다.

QRS 결과를 볼 때 면역기능이 정상인의 반도 안 되었다. 호르몬 균형이 깨져 있는 상태였고 간과 심장 기능에 마이너스가 크게 나타났다. 혈관의 경화와 중금속의 대량 검출(수은, 납, 알루미늄 등)이 확인되었다. 육식 위주의 식사로 체지방과 독소가 많이 누적되어 있었다. 운동을 권했는데 본인도 체지방 때문에 더욱 힘들다는 것을 알고 러닝 머신을 이용하려 한다 했다. 원인을 곰곰이 살펴보니 역시 식생활에 문제가 있었다. 육류를 무척 좋아하여 자주 먹으며 청량음료수 즉 사이다, 콜라와 같은 것들을 많이 마신다고 했다. 원인 없는 결과가 어디 있는가. 가족 간에 화목하여 큰 스트레스가 없으면서 이렇게 살이 찐 경우는 어릴 적부터 먹어왔던 음식에 문제가 많다고 보아야 한다. 채식을 좋아하지 않고 육류와 첨가물이 많이 든 음식을 자주 먹은 경우는 반드시 문제를 일으키는 것이다. 스트레스가 없다고 하지만 매핵기와 급성 간염을 앓은 흔적으로 스트레스를 눌러 참으면서 인지하지 못한 경우라고 보고 스트레스를 푸는 처방을 충분히 고려해야 했다.

우선 체지방을 조절해야 했고 자율신경실조와 갱년기장애로 인한 심화心火와 폐음허肺陰虛, 폐에 진액과 피가 모자라는 것를 다스리고 신허腎虛를 보하는 처방으로 투약하였다. 자음강화탕과 육미지황탕에 생식으로 식사의 반을 채우고 엽록소가 풍부한 약초와 불포화지방산 중에서 감마리놀렌산과 레시틴을 대량 복용하여 체지방의 조절을 유도하였다. 동시에 하루에 걷기 30분 이상을 하라고 당부하고 당분간 동생의 식당에서 일하는 것을 쉬는 게 좋겠다는 말도 덧붙였다.

한 달 후에 좋아진 상태를 보니 본인의 말대로 식당을 쉬면서 운동을 열심히 한 흔적이 보였다. 몸무게도 5kg이나 빠지고 약도 열심히 복용했다고 했다. 기침의 양과 숨 가쁜 증상이 현저히 줄어들고 피부도 많이 좋아졌다고 했다.

이 분은 운동을 제외한 다른 방식 즉 생식, 약초, 한약, 영양물질로 4개월 치료를 하고 나서 숨이 가쁘고 기침을 하는 천식 증상은 일어나지 않을 정도로 호전되었다. 그러나 다시 동생의 식당일을 하는 동안 심하지는 않았지만 천식과 같은 증상을 다시 겪었다. 담배 연기를 맡으며 새벽까지 일하는 것은 갱년기장애를 겪고 있는 여성에게는 너무 무리인 것이다. 건강한 젊은이라도 공기가 탁한 곳에서 밤을 새워 일하면 병을 얻을텐데 오래된 천식환자라면 두말할 필요가 있겠는가? 병이 쉽게 재발할 수 있는 악조건이 되는 것이다. 김연숙 씨는 그 후 다시 두 달간 약을 더 복용하고는 상태가 무척 좋아졌다. 그리고 얼마 전에 연락이 왔는데 식당에는 다른 사람을 소개했다고 말했다. 무척 친절하고 지적인 분이라 전화로 상담할 때도 기분이 좋았고 매사를 성실히 대하므로 더욱 큰 효과를 본 경우라 생각된다.

천식을 10년이나 20년 이상 앓은 사람이 재발 없이 천식을 완전히 치료하는 것은 쉽지가 않다. 천식은 공기에 대단히 민감하게 반응하므로 오염된 환경에서 살아가는 현대인으로서는 치료가 어려울 수밖에 없다.

알레르기의 모든 증상 즉, 피부염이나 천식, 비염은 어떻게 하면 독소를 적극적으로 해독해 내느냐가 관건인 것 같다. 치료를 하면 참 기분 좋은 환자가 있고 그렇지 못한 환자가 있다. 환자의 자세가 치료 자체에 본질적인 영향을 미치는데 김연숙 씨의 경우는 환자 스스로 매사에 감사하는 자세이고 긍정적이었으므로 치료 효과가 좋았던 것이다.

술을 좋아하는 36세 남성의 온몸 가려움증 극복기

사업상 술을 자주 마시는 분이 피부염으로 방문하였다. 밀양의 이민호 씨는 술 때문에 결국 병원에서 심한 지방간에서 간경화로 이행하는 중이라는 통보를 받았다. 황달이 있었고 고콜레스테롤혈증, 전립선염 등을 진단받았고 만성알레르기, 담마진 증상이 있었다. 소변을 자주 보며 야간뇨를 하룻밤에 2~3회 본다고 하였다. 항상 목이 마르다고 했고 비듬이 심했으며 감기도 잦다고 했다. 온몸이 가렵고 두드러기로 고생을 한다고 했다. 술을 마시면서 안주로 고기나 기름진 음식을 자주 섭취한다고 했다. 타고난 체질은 건강한 편이라 그간 다른 병은 앓아본 적이 없다고 했다.

약국을 방문하는 사람들 대다수가 자신의 건강 상태가 사실은 상당히 심각한 데도 단지 피부가 가려워서 왔다고 한다. 다른 곳은 아무 이상이 없다는 것이다. 그래서 피부만 안 가려우면 되니 그것만 해결해 달라고 한다. 피부와 체내 오장육부, 혈액의 관계를 모르니 모든 것을 별개로 생각하는 것이다. 요즘은 젊은 사람이나 연세가 드신 분이나 상관없이 과음으로 간 기능 저하와 알레르기를 겪는 분들이 상당히 많다.

병원에서 담석증 진단을 받는 사람이 많은데 담도에 있는 담석과 담낭 내 담석은 검사로 나타나지만 간 내 담석은 진단이 어려워 잘 나타나지 않는다. 술을 많이 마시거나 육식을 즐기는 사람, 단 음식이나 기름진 음식을 즐기는 사람들 대부분이 간 내 담석이 있는데 그것이 간 기능 저하의 원인이 된다. 해독이 잘 되지 않아 어깨결림, 소화불량(특히 육식 소화)이 있고 대변에서 심한 냄새가 나며 메스꺼움을 호소한다. 그밖에 두드러기, 입냄새, 만성피로 등도 나타나는데 간 내 담도를 뚫어주면 이러한 증상들이 상당히 개선되는 것을 볼 수 있다.

현대인들에게 많은 간 내 담석의 제거를 위해 간 청소를 권하고 있다. 이것은 미국 인디언들이 오래전부터 민간요법으로 이용하던 것을 상품화하여 자연요법자들에게 널리 쓰이는 것이다. 막힌 담관을 뚫어주면 담즙의 흐름이 원활해지므로 혈액으로 역류했던 빌리루빈이 서서히 빠져나가면서 앞의 여러 불쾌한 증상들이 해소되기 시작한다. 알레르기도 상당히 개선되고 목과 어깨, 옆구리의 담 결린 증상들이 해소되며 몸이 매우 가벼워지는 것을 느낄 수 있다. 지방간과 체지방률이 높은 사람 가운데는 한 번의 간 청소로 몸무게가 5kg이나 줄어드는 것도 볼 수 있다. 필자 역시 3차례나 복용해 보았는데 간 청소 후 대변에 쌀알 같은 지방

덩어리와 나뭇잎을 풀어 놓은 것 같은 푸른 담즙들이 무척 많이 나와 신기했던 경험이 있다. 물론 몸이 너무 가벼워 날아갈 것 같은 상쾌함이 있었다.

이민호 씨 역시 먼저 간 청소를 실시하고 숯가루를 아침, 저녁 공복에 복용하며 담즙의 울체를 풀어주는 인진호와 민들레와 돌미나리, 보리순과 같은 푸른 약초와 지방간과 콜레스테롤 분해에 도움을 주는 레시틴, 어혈을 풀어주는 전칠田七을 이용하였다. 간환자용 생식은 식사량을 줄이고 보조식으로 복용하도록 하였다. 처음 한 달은 독소가 빠지면서 일어나는 가려움과 뾰루지들로 잠을 못 잘 정도로 무척 고통스러워했다. 또한 피로감과 노곤함 때문에 일을 할 수 없을 정도라고 했다. 명현반응에 의한 당연한 것이라고 안심시켰다. 명현반응은 차츰 수그러들어서 두 달 후부터는 조금씩 편안해지기 시작한다고 했다. 처음에는 소변의 색깔도 노랗다 못해 불그스름하고 횟수도 많아지다가 줄어들다가를 반복하였다. 여러 명현반응들은 2개월 이후부터는 개선되어 소변을 시원하게 보면서 편안해졌다.

이렇게 간 기능이 저하된 사람들은 명현반응을 무척 심하게 겪는다. 가려워서 못 견딜 정도로 힘들어하는데 이럴 때는 해수욕이나 소금 목욕을 권한다. 처음 방문했을 때는 얼굴색이 붉으면서 탁한 검붉은 색이었으나 해독이 되면서부터는 원래의 맑은 얼굴색으로 다시 돌아가는 것을 눈으로 확인할 수 있었다.

얼굴이 맑아지는 것을 본인과 가족이 먼저 알기 때문에 이후에는 기분 좋게 치료를 진행할 수 있었다. 7개월 정도 만에 본인이 만족할 만큼 치료가 다 되었다고 생각하며 치료를 마쳤다. 그러나 필자의 욕심으로는 1년 동안 치료하기를 바랐다. 습관을 완전히 바꾸는 계기를 마련하기 위해서였다. 습관 자체가 개선되어야 이후에도 같은 질병으로 고생하지 않을 것이다.

당장 병이 낫는 것도 중요하지만 질병을 유발하는 성격과 습관을 개선하지 않으면 평생 같은 병으로 고생할 뿐 아니라 결국 명을 재촉하고 만다. 약이 없어서 못 고치는 것이 아니라 병을 부르는 마음 자세와 생활 방식이 항상 치료를 어렵게 한다는 사실을 깊이 알면 좋겠다.

Part 5

면역블렌딩요법에 의한 임상사례③

건선의 고통에서 탈출한 사람들

피부에 작은 좁쌀같은 발진이 생기면서 그 부위에 새하얀 비듬 같은 각질이 겹겹이 쌓여 나타나는 만성 피부병인 건선은 잘 낫지 않기로 악명이 높다. 이러한 건선의 고통에서 벗어난 사람들의 이야기를 들어본다.

마음 고생으로 건선이 된
13세 남자 아이 이야기

김해의 준호는 마음이 아파 오래도록 기억하고 있는 케이스다. 나이에 비해 작고 왜소한 모습과 불안한 듯한 움직임, 가무잡잡한 얼굴에 편치 않은 모습의 아이가 엄마와 함께 들어왔다. 이제 겨우 초등학교 2, 3학년 정도밖에 되어 보이지 않는 아이가 기운 없고 우울해 보이는 엄마와 들어왔을 때는 무척 측은해 보였다.

손을 먼저 내보이는데 손톱 열 개가 누렇게 죽어 있었고 얇고 갈라져 있었다. 얼굴과 몸에도 버짐과 인설이 피어올라 있었다. 곰팡이에 의한 조갑 진균으로 처방을 받아 약을 오래 먹었다고 했다. 아무 효험도 없고 오히려 아이가 기운 없고 얼굴 버짐만 더 심해지는 것 같아 약을 중단했다고 했다. 그러기를 벌써 1년이 넘어 여러 방법을 써보았는 데도 별 차도가 없어 우리약국을 방문하였다고 했다.

그런데 곰팡이에 의한 조갑 진균이라면 손톱의 형태가 규칙없이 두꺼워지거나 뒤집힌 부분이 있으며 색깔이 다르거나 할 터인데 손톱 전체가 일정하게 얇고 손톱 밑의 피부와 착 달라붙어 거의 자라지 않는 것처럼 보였다. 그리고 일단 얼굴과 몸에 인설이 일어나 건선의 징후를 뚜렷이 감지할 수 있었다. 손톱 역시 건선으로 인한 이상형태라 보고 원인 파악에 들어갔다. 애매한 경우는 병원에서 진균검사를 해도 되지만 항진균제를 오랫동안 복용했음에도 차도가 전혀 없으므로 진균에 대한 가능성은 일축했다.

일단 나이에 비해 왜소하며 힘이 없고 성숙한 듯하면서도 불안한 모습이 스트레스에 상당히 노출되어 있는 듯 보였다. 엄마와 함께 얘기하다가 스트레스의 원인이 드러났다. 부부의 이혼 합의 문제로 벌써 몇년 전부터 심각한 상태에 있다는 것이었다. 아이의 거취를 논하는 것을 아이가 알고 있으며 엄마의 경제 능력이나 현실적인 문제 때문에 아이를 아빠가 키우기로 했다고 한다. 그러나 아이는 엄마와는 결코 떨어지려고 하지 않고 아빠에 대해 두려움이 크니 아이가 불안해서 잠을 자지 않는다는 것이었다. 이런 말을 하는 엄마의 눈에서 눈물이 떨어지자 아이는 자기가 엄마를 돌봐야 하는데 엄마가 자꾸 혼자 가려 한다며 불안한 눈으로 말했다.

이런 경우는 어김없는 스트레스에 의한 간기울혈로 음식을 먹어도 제대로 흡수되지 않을 뿐 아니라 흡수되었다 하여도 아이의 간은 애간장이 타서 피가 말라 있는 상태라 해도 과언이 아니다. 역시 밥도 제대로 못 먹는다 하니 키가 안 클 뿐 아니라 살이 찔 수도 없는 상태인 것이다. 손톱과 발톱은 간肝과 밀접한 관계에 있다. 간의 혈血이 말라 있는 상황에서는 손발톱이 더 이상 자라기는커녕 쪼그라들 수밖에 없다.

아이의 부모는 건선이 없다고 하는데 이런 경우는 당연히 스트레스에 의한 건선으로 많은 사람들이 정도의 차이는 있지만 이런 경우가 허다하다. 아이의 엄마에게 마음을 강건히 가지는 것이 중요하고 약한 모습을 보이는 것은 아이의 건강과 마음에 큰 상처를 준다는 말을 하였다. 마음이 약한 것이 병이다. 마음을 강건히 하려면 진리에 의존해야 한다. 즉 원리와 법칙에 합당한 것이 무엇인지를 깊이 알아 자기의 기질과 상황을 극복해야 한다. 누누이 말했듯이 부모의 상태는 아이에게 있는 그대로 전해진다. 아이의 건강을 걱정하기 이전에 자기가 건강한지를 먼저 돌아보고 아이에게 요구하기 이전에 자신의 삶을 제대로 사는지 반성해야 한다. 그것을 하지 않은 채 아이에게만 건강하게 잘 살라고 하면 아이는 힘겨울 수밖에 없다. 우선 엄마의 마음을 진정시키고 현실을 직시하고 도피하지 않는 자세가 중요하다고 말하였다. 엄마가 강건해져야 아이도 강건해지기 때문이다.

부모의 일에 아이가 관여하면 몸뿐 아니라 마음의 큰 상처를 입을 수 있고 더불어 성장할 수 없는 상황이 된다. 부모에게서 생명을 받은 것으로 또한 생명 받음을 감사함으로 아이와 부모의 관계는 완성된다. 그 이상 부모의 일에 신경 쓰는 것은 아이의 일이 아니다.

그러나 현실은 어떠한가? 부모가 현실적으로 무능하고 마음이 약한 경우 아이에게 지대한 영향을 미치게 된다. 그러므로 부모와 자식간의 관계가 편치 않게 되어 버린다. 부모에게는 부모의 운명이 있고 자식에게는 자식의 운명이 있는 것이다. 그것을 역행하여 고뇌하면 자연의 섭리에 위배된다. 그러나 인간의 삶이 순수한 자연의 삶이던가? 부모가 부모로서 온전히 서 있지 못하면 아이에게 상처가 되는 것을 많이 본다. 환자를 상담하면서 느끼는 것은 어떤 것이 순리에 맞는 삶인가 하는 것이다. 시간이 흐르면서 순리에 맞는 삶을 뼈저리게 느낀다. 그렇게 사는 가정은 당연히 모든 것이 편안하다. 건강 역시 그러한 삶에서 나온다는 것을 깊이 느낀다.

준호는 간기울결을 다스리는 시호제의 한방 엑기스와 피를 보충하는 한방약 대영전과 엽록소, 영양효모를 대량 쓰고 신경을 이완시켜 주도록 감마오리자놀과 천연 진정제인 칼슘을 이용하였다. 손톱이 다 자라려면 최소 4~5개월은 있어야 하므로 시간이 필요하고 조급하게 치료할 것이 아니라고 누누이 당부하였다. 이 아이의 경우는 한창 성장할 때 극도의 스트레스를 받는 경우이므로 치료기간이 더디고 앞에서 언급했듯이 뼈가 부실하므로 먼저 안을 채우는 작업이 선행되어야 피부와 손톱, 발톱이 채워진다. 그러므로 손톱이 자라는 시간보다 더 많은 시간이 소요되는 것이다.

준호는 한 달에 한 번 방문하였는데 2개월이 지난 후부터 손톱이 깨끗하게 올라왔다. 2개월을 더 쓰니 손톱의 반 이상이 깨끗이 올라왔는데 그 이후로는 준호도 엄마도 오지 않았다. 준호의 엄마는 마음 약한 모습을 보이곤 했다. 마지막 달에 준호는 아빠와 함께 왔는데 한눈에 보아도 아빠의 성정이 섬세한 사람 같지 않아 가슴이 아팠다. 그 후로는 연락이 끊어져 더 이상 알 수 없었다. 준호가 상처를 극복하고 건강하게 잘 살아가기를 진심으로 기원한다.

이 경우를 통해서 한 개인의 건강과 고통은 결코 혼자만의 문제가 아니라 가족과 사회의 문제임을 절실히 느꼈다. 마음이 불편하면 실상 몸의 질병을 돌아볼 상태가 안 된다. 몸의 질병은 아픈 마음이 겉으로 드러난 결과다. 필자는 거의 모든 질환이 드러난 것이든 감추어진 것이든 스트레스에 의한 것임을 확신한다. 모든 근본 원인은 마음, 영혼에 있다고 해도 과언이 아니다. 몸의 질병을 소홀히 하라는 뜻이 아니다. 재발하거나 잘 낫지 않는 질환은 반드시 이면을 들여다보아야 하고 그것을 어떻게 인정하고 받아들일 것인가를 숙고해야 한다.

술, 담배, 고기를 즐기는 건축업에 종사하는 45세 남성의 건선 극복기

마산의 박현우 씨는 늘 연고를 사서 바르던 우리약국의 단골 손님이었다. 이 분이 어느 날 작심을 하고 상담을 신청해왔다. 박현우 씨는 건축업을 하므로 술과 담배, 삼겹살을 자주 먹는다고 했다. 이제는 연고도 듣지 않으니 도저히 안 되겠다며 시키는 대로 할테니 약을 지어달라고 했다.

집안 식구 중에 건선을 앓은 사람도 없고 자신에게 건선이 생긴 지도 5~6년 정도밖에 되지 않는다고 했다. 그런데도 증상이 너무 심각한 것이, 머리에 생긴 비듬이 매일 감아도 어깨에 눈처럼 쌓일 정도라고 했다. 얼굴은 연고를 매일 발라 실핏줄이 많이 생겨 붉어져 있었고 관절마다, 그리고 등과 배 등에 허옇게 각질이 일어나 있었다. 대체로 가렵지는 않은데 술을 많이 마시거나 돼지고기를 먹은 날은 가려움이 있다고 했다. 그런 날은 각질이 심하게 일어난다고 했다.

보통 건선 환자들은 증상이 심하게 번지려고 하면 가려움이 생기곤 한다. 박현우 씨의 경우는 스테로이드를 많이 복용하면서 오랫동안 연고제를 발라왔고 음식조절을 전혀 하지 않은 상태라 명현반응이 심각하게 일어날 것이 심히 우려되었다.

증상이 심해 보이고 발병 기간이 비슷해도 스테로이드와 같은 약을 복용한 사람과 그렇지 않은 사람과의 차이는 치료과정에서 크게 나타난다. 박현우 씨의 경우는 치료 도중 증상이 더욱 심해질 수 있고 평소 가렵지 않았지만 치료하면서 심하게 가려울 수 있으니 잘 견뎌내야 한다고 덧붙였다. 스트레스는 특별히 많지 않고 피부 때문에 속상한 것 정도라고 했다. 부인이 우리약국에 와서 약을 많이 사갔으므로 부인의 말에 의하면 성격이 낙천적이라 화도 잘 내지 않고 특별한 것은 없는데 술을 좋아하여 자주 마시는 것이 마음에 들지 않는다고 했다. 잠도 잘 자고 소화에도 큰 지장이 없으며 술을 자주 하니 변이 묽고 소변을 자주 보는 편이라고 했다. 눈에는 약간의 황달 증상이 있었고 가슴과 목 위로 붉은 기운이 올라와 있었다.

이런 경우는 필히 술과 육식을 끊어야 하고 담배 역시 도움이 되지 않는다. 술은 끊겠지만 담배는 끊을 수 없다 하여 최대한 줄이라 하고 식이요법을 지도하였다. 담배 때문에 건선이 안 낫는 경우도 많지만 이 경우는 술로 인한 것이 더욱 크므로 타협을 한 것이다.

일단 술을 끊고 약을 복용하기 시작했다. 간 환자용 생식을 하루 두 끼 하고 한 끼는 현미나 잡곡밥을 먹도록 했다. 일체의 양약을 끊으며 간과 피를 해독하는 엽록소가 풍부한 생약을 이용하고 피부 보습에 도움 되는 영양 효모와 비타민 C, 비타민 A, 레시틴, 감마리놀렌산을 써서 고지혈증을 풀어내는 처방으로 투약하였다. 두 달 동안은 명현반응으로 무척 괴로워했다. 먼저 가렵기 시작하고 가래가 심하게 나오며 위장 부위가 무척이나 답답하다고 하였다. 가슴과 배, 등에 뾰루지가 많이 올라오고 대변과 소변에서 냄새가 심하게 난다고 했다. 그동안 쌓인 독들이 빠져 나가면서 생기는 명현반응이므로 소금 목욕을 하고 물을 자주 마시라고 지도하였다. 3개월 후부터 증상이 차차 가라앉기 시작했는데 술을 끊고 육식을 삼가며 지도를 잘 따른 흔적이 계속 보였다. 가려움도 심하던 것이 가라앉고 머리의 비듬도 상당히 개선되어 비듬이 많은 부위에 딱지 같은 것을 제외하고는 많이 깨끗해졌다. 얼굴의 혈색 또한 두 달째부터는 상당히 희고 맑아져서 본인 역시 기분 좋은 얼굴로 들어왔다. 6개월 정도 지나니 인설이 새로 일어나지 않고 피부가 촉촉하게 변해 있었다. 건선이 심했던 부위에 약간의 흔적만 있는 상태에서 본인의 요청으로 치료를 마쳤다.

치료를 끝내면서 박현우 씨는 여기서 건선이 다시 재발하지 않겠느냐고 물었다. 만약 다시 과음을 하고 육식을 즐기는 이전 생활로 돌아가면 당연히 재발할 수 있다며 지속적인 관리를 거듭 부탁하였다. 사회생활을 하면서 술이나 육식을 전혀 안 할 수는 없겠지만 건선을 한 번 앓은 사람은 체질상 다시 재발할 확률이 있음을 늘 상기해야 한다.

건선이나 아토피 등 악성 피부질환은 아무나 생기지 않는다. 술과 육식을 해도 건선이 안 생기는 사람도 많다. 체질적인 문제 때문이다. 이런 악성 피부질환은 치료약이 없거나 치료 자체가 어렵다기보다는 관리가 더 어렵다고 본다. 또한 사람이 바뀌어야지 병만 고치면 다시 재발하는 경우가 너무나 많다. 그래서 병을 보지 말고 사람을 보라 했던가!

박현우 씨는 본인은 그렇게 심각하게 생각하지 않았지만 알코올 중독의 상태에 있었다. 술을 절제하지 못하고 술을 마시고 난 후 후회하면서도 계속 마셔온 것이다. 본인은 직업상 술을 마신다고 하지만 문제가 있음에도 술을 지속적으로 마신다면 그것은 알코올 중독의 상태라 할 수 있다. 대부분의 사람들은 사회생활을 전혀 영위하지 못하는 폐인 상태가 되어야 알코올 중독자라고 생각한다. 그러나 사실 주위를 둘러보면 매우 많은 사람들이 일상생활을 꾸려가면서 술로 인해 힘들어하는 것을 본다. 살기 힘들어 위로를 받으려 술을 마시거나 직업상 어쩔 수 없이 마시거나 단순히 술이 좋아 마신다고 말한다. 그러나 술 마시는 것이 반복되면 알코올 중독의 상태가 되는데 정도의 차이는 있어도 그런 생활이 계속되면 본인도 의식하지 못하는 사이에 중독이 되어버린다. 결국 술이 술을 먹는 단계까지 가는 것이다. 그런데 많은 사람들은 자신은 중독이 결코 아니라고 말한다.

술로 인한 문제에는 사람에 따라 여러 경우가 있을 수 있다. 건강에 이상이 생겼는 데도 계속 술을 마시거나, 해야 할 일을 뒤로 미루거나, 약속을 어기고, 술을 마실 만한 경제적 여건이 안 되는데도 술을 마시

고, 술로 인해 인간관계에 문제가 생기는 등이다. 그런 상태가 되면 정
상적인 사람들은 당연히 술을 마시지 않는다. 그러나 중독인 사람들은
이런 상태에서도 술을 마신다. 마시지 말라고 말하거나 이성적으로 생
각하고 호소하는 등의 여러 가지 방식이 잘 안 통할 때가 많다. 심해지
면 정신과 치료를 받거나 심지어 정신병원에 가기도 하지만 결코 온전
해지지 않는다.

야식식당을 운영하는 건선 경력 30년의 김미영 씨 이야기

부산의 김미영 씨는 건선 경력이 30년이 넘는다고 하는 그야말로 중증의 환자였다. 어릴 적부터 배와 등에 하얀 각질이 일어났는데 그리 심각하게 생각지 않다가 나이가 들고 결혼을 생각할 즈음부터는 여러 가지 방법으로 치료를 시도했다 실패를 거듭하여 온 경우였다.

우리약국에 내왕했을 때는 온몸에 건선이 퍼져 각질이 일어나서 타월로 민 붉은 흔적이 남아 있었다. 미영 씨는 병원 치료를 오래 하였는데 스테로이드와 광선치료를 병행했다고 한다. 한때는 깨끗이 없어졌다가 곧 다시 재발하여 더욱 심해졌다고 했다. 어릴 때부터 이런 유의 치료를 하여 온 터였고 거기다가 담배를 오랫동안 피웠다고 했다. 담배를 언제부터 피웠다고는 말하지 않고 그저 오래 피웠다고만 했는데 그것 역시 건선 악화에 큰 영향을 미친 것이다.

미영 씨는 결혼하여 아이도 있으며 얼굴이 무척 예쁘고 몸매도 날씬했다. 남편과의 사이도 무척 좋아 결혼생활을 잘 영위하고 있다고 했다. 온몸의 피부로 얼마나 고통을 겪고 있는지 한 번이라도 마음 편하게 목욕탕에 가고 싶다고 했다.

그런데 미영 씨는 건선이면서도 알레르기가 심해 두드러기가 자주 일어난다고 했다. 비듬이 심하면서 몸이 자주 가려운 두드러기까지 일어나니 그야말로 죽을 맛이었던 것이다. 들어보니 미영 씨는 식습관에도 문제가 많았다. 하지만 병원에서 의사는 음식에 대해서는 아무런 얘기도 하지 않더라고 했다. 음식은 아무 관계 없으니 약과 연고를 잘 쓰고 스트레스를 피하며 잘 먹으라는 말만 들었다고 했다.

만성 피부질환으로 고생하는 분들의 증상이 악화되는 경우는 잘못된 관리에서 온다. 그것은 의사들의 그릇된 지도에도 책임이 있다. 약과 음식은 한 뿌리에서 나왔는데 어떻게 약은 정확하게 먹으라고 하고 음식은 아무 것이나 먹으라고 하는지 이해할 수 없다. 최근에 어떤 의사분과 트러블이 있었다. 복약 지도할 때 음식 문제는 거론하지 말라고 했다. 음식과 약은 아무 상관도 없는데 쓸데없는 이야기로 공연히 환자들을 불편하게 만든다는 것이었다. 지금이야 그 의사분과는 오해를 풀고 잘 지내고 있지만 많은 치료자들이 음식과 약물과의 관계와 양생법을 지나치게 간단하게만 생각하는 데 대해 가슴 답답할 때가 한두 번이 아니다. 오늘의 영양학자가 내일의 의사가 되리란 말을 깊이 새겨 들었으면 하는 바람이다.

미영 씨는 육식을 좋아해서 즐겨 먹으며 커피와 빵도 무척 좋아하여 주식으로 먹을 때도 많다고 했다. 그 와중에 담배를 하루 최소 반 갑 이상 피우니 건선이 좋아질 리가 없었다. 지금 하는 야식식당을 하기 전에 전업 주부로 집에 있을 때도 밥을 제때에 먹지 않았다고 한다. 때가 되었는 데도 먹기 싫으면 그냥 넘기고 좋아하는 빵이나 몰아서 먹곤 했다. 약국에 와서 QRS 분석을 해보니 면역력은 +11밖에 되지 않았다. 보통 건강한 사람이 +18로 나온다. +15 이하인 경우는 만성적인 질환에 시달릴 수 있다. 혈압은 90/60이니 저혈압으로 어지러울 때가 잦고 늘 추위를 타며 눈이 자주 피로하고 자고 나면 입이 텁텁하고 쓰다고 했다. 생리의 색은 거무스름하고 덩어리가 있고 양이 적어 이삼 일이면 끝난다고 했다. 무릎이 시리고 쑤신 증상도 있으니 그동안의 생활습관으로 볼 때 골다공증도 의심되었다. 키가 163cm에 몸무게는 45kg도 안 된다고 했다.

최근 매스컴에서 30~ 40대와 50대를 대상으로 여성과 남성의 골다공증 검사를 실시했는데 30대 여성의 49%가 골다공증 진단을 받았다. 남성은 30% 가까이 골다공증이 있었으니 이제 골다공증은 여성의 문제나 나이의 문제가 아니다. 30대 여성의 골다공증은 출산이나 수유 후 다이어트를 위한 음식의 칼로리 제한과 질적으로 불균형한 음식 섭취로 인한 것이라고 한다. 등이나 허리가 아프거나 다리가 시리고 쑤시며 발뒤꿈치가 욱신거리면 골다공증을 의심하여 빠른 시일 내에 적절한 조치를 취해야 할 것이다. 또한 카페인과 인의 함량이 많은 커피, 콜라, 사이다

등을 자주 마시거나 술과 담배를 하는 사람들은 골다공증의 위험에 많이 노출되어 있다고 보아야 할 것이다.

여하튼 미영 씨는 너무나 오랫동안 건선을 겪어왔고 몸의 전체적인 수준도 엉망이라 생활습관 자체를 근본적으로 개선하지 않으면 안 될 처지에 있었다. 지금 하고 있는 야식식당 역시 건선의 개선에 전혀 도움이 되지 않는 상황이었다. 밤에는 충분한 휴식을 취해야 하고 제때에 식사하는 등 올바른 생활이 올바른 건강을 만든다. 걱정스러웠지만 치료를 시작하기로 하고 명현반응과 음식 문제에 대해 긴 조언을 하였다. 너무 늦은 시간까지 무리하게 일하지 말고 식사 시간을 되도록 정확하게 맞추어 저혈당증이 일어나지 않도록 하였으며 가볍게 운동을 시작하라 일러 두었다. 알레르기가 있었기 때문에 치료를 시작하자마자 가려움과 함께 두드러기가 심하게 올라와 무척 고통스러워했다. 이 경우는 짧아야 1년이고 길면 2~3년이 걸릴 수 있다. 1년이 지나는 동안 좋아졌다 나빠졌다를 반복하였다. 중간에 두 달 반 동안 약을 끊으면서 더 심해져 다시 치료를 시작했는데 10개월째부터는 상당히 호전되었다. 가려움은 없어졌고 등과 배의 건선은 거의 없어졌으며 다리의 각화가 남아 있는 상태가 되었다. 음식을 제대로 가리지 않고 담배를 계속 피우므로 증상 개선이 훨씬 더딜 수밖에 없었다.

밤 늦게 일하는 것이 호르몬과 신경계에 불균형을 야기하여 건선을 악화시킬 수도 있어 여러 가지로 우려가 되었다. 상당히 약한 체력이면서 열이 많이 나고 변비가 심하여 열을 끄고 변비를 풀어내기 위해 음허

陰虛를 보완하는 보혈제와 허열을 치는 청열제를 대량 투여하고 알레르기를 유발하는 항원을 해독하는 해독생약, 생식을 하루 두 끼, 피부의 보습을 도와주는 비타민 A, 감마리놀렌산, 골다공증을 개선하는 천연 칼슘을 함께 투여하였다. 그러면 건선도 점점 좋아지고 뼈를 채우면서 피부의 보습을 도와주므로 이후 건강까지 함께 챙길 수 있을 것이다.

이런 분들이 40이 넘어 갱년기를 맞으면 몸 상태가 극도로 안 좋아지는 것을 목격하곤 한다. 아무튼 긴 시간이 걸릴 것을 예상하면서 씨름하고 있는데 끝까지 자연요법으로 치료하겠다고 하여 꼭 나을 것을 확신하면서 진행하고 있다.

최근에 담배를 끊었다 하니 아마 치료에 큰 진척이 있을 것이다. 담배를 끊고 식이요법을 철저히 지켜도 너무 오래된 피부병이라 쉽지 않을 텐데 좋지 않은 것을 다 하고 있으니 어찌 빨리 좋아지겠는가?

피부병이 오래 가는 이유는 그 사람의 기질적 성향과 식습관 그리고 가장 중요한 내면의 스트레스 때문이다. 내면의 스트레스는 겉으로 알고 있는 스트레스가 아니라 머리로는 잊어버렸지만 가슴에 쌓아 둔 스트레스라 할 수 있다. 몸에 저장이 되어 어떤 상황이 되면 자신도 모르게 특정 반응을 보이는 것이다. 그것이 감정으로 올라오든지 온갖 생각으로 올라올 때도 있고 몸으로 나타날 때도 많다.

이유를 정확히 알 수 없는 질병이 많다. 의학적으로는 이해할 수 없는 질병이 현대에 와서 더욱 많아진다. 그 원인을 여러 표면적이고 의식할 수 있는 곳에서 찾을 수도 있지만 보이지 않는 이면을 들여다본다면 보다 근원적인 치유에 다가갈 수 있을 것이다.

　필자는 환자들에게 그동안 살아오면서 나름대로 최선을 다했지만 마음에 걸리는 것과 자주 떠오르는 생각을 노트에 무작위로 적어오라고 하곤 한다. 그러나 제대로 적어오는 분은 거의 없다. 약만으로 해결하려는 자세다. 그 이면을 스스로 들여다보아야 치유가 가능하다. 우리의 과거가 우리를 지배한다는 사실을 인정해야 한다. 과거에 지배되지 않는 사람이야말로 진리를 깨달은 성자聖者라 할 수 있다. 우리는 자신을 깊이 돌아볼 용기를 가져야 하고 실상을 파악해야 한다. 그것이 모든 질환의 근본 해결책이 될 것이다. 표면적인 생각과 무의식의 더 깊은 생각을 풀어내기 위해서 오랜 시간 올라오는 것들을 적는 것 외에 영적이고 정신적인 여러 프로그램들을 소개하기도 한다. 어떤 이들은 그 프로그램들로 내면의 평화와 건강을 찾는 경우가 있다. 근본 치유에 다가가는 길일 수 있는 것이다.

Part 6

면역블렌딩요법에 의한 임상사례④

악성 피부질환
백반 · 백납
이겨낸 사람들

멜라닌세포의 파괴로 인해 다양한 형태와 크기의 백색반점이 피부에 나타나는 증상을 말한다. 유전과 스트레스, 외상, 일광화상 등이 백반증 발생의 주요 원인으로 알려져 있다.

스트레스와 빈혈이 있는
18세 여고생의 백반증 치료담

김해의 박은혜 양은 갑자기 이마에 난 백반으로 스트레스를 받아 부모와 함께 약국에 온 환자였다. 은혜 양은 이마가 훤칠하니 잘 생긴 갸름한 여고생이었다. 넓은 이마에 지름 3cm 정도의 하얀 점 같은 백반이 오른쪽 가르마 타는 부위에 있었다. 앞머리를 일부러 짧게 잘라 그 부위를 덮으려 애쓰고 있었다. 처음에는 있는 듯 없는 듯 조그맣더니 서너 달 사이에 그 정도로 커졌다고 했다. 백반이 있는 부위의 머리카락도 뿌리 부위가 하얗게 올라오고 있었다. 보기에는 큰 키와 날씬해 보이는 모습에 특별히 아파 보이진 않았지만 약간은 창백한 느낌을 주었다. 병원에서 약을 조금 먹다가 별 차도가 없어 왔다며 걱정스러운 얼굴이었다.

QRS 분석 결과 면역상태가 좀 낮았고 저혈압과 빈혈 증상이 나타났다. 학교생활에서 스트레스를 받으며 학교 성적으로 고민을 많이 하고 있는 상태라고 했다. 그런데다 어머니가 시장에서 장사를 하는데 이것저것 많은 것을 시키니 안 그래도 학업으로 힘든 상황인데 집안에서도 스트레스를 준다며 불만조로 말했다. 앉았다 일어서면 어지럼증이 있고 손발이 유독 차가우며 머리가 종종 아프다고 했다. 신경이 무척 예민해 잠을 깊이 못 잘 때도 종종 있다고 했다. 넉넉하지 못한 환경을 조금은 비관하는 듯한 인상을 받았다.

은혜 양은 필자가 자연요법을 시작한 지 얼마 되지 않아서 왔는데 분자교정의학 중 백반의 영양학적 처방과 엽록소요법, 효모와 효소로 빈혈을 보補하는 처방을 썼다. 엽록소요법은 케일이나 보리순, 미나리 등 엽록소가 많은 푸른 잎을 진하게 농축시켜 분말이나 엑기스로 만든 것을 쓰는 것인데 일명 녹혈綠血이라고 한다. 엽록소와 사람의 헤모글로빈은 그 구조가 같은데 중간의 중심핵인 철(Fe)과 마그네슘(Mg)과의 차이로 사람의 피는 붉은색이고 엽록소는 초록색을 띠는 것이다. 광합성작용은 엽록체에서 일어나며 빛 에너지를 이용하여 에너지 화합물과 산소가 생성된다는 것을 독자들은 잘 아실 것이다.

그러므로 엽록소는 우리 생명의 1차 에너지인 빛 에너지를 그대로 간직한 생명의 물질이다. 또한 백반증 환자들은 병원에서 광선치료를 받는다. 이런 점들을 생각해 볼 때 녹혈은 상당히 유효한 물질이다. 실제로 녹혈을 이용해 보면 빈혈과 세포 재생에 탁월한 효과가 있으며 세포 정화작용, 즉 해독작용도 있다. 또한 항염증작용으로 소염효과가 강하고 장 연동운동과 근육의 수축력, 탄력 강화에 큰 효과가 있다. 우리약국에서는 8년 전에 엽록소 농축액 50ml를 도매가인 150만 원에 사서 백반 부위에 바르는 임상을 한 적이 있다. 미국이나 유럽의 자연의학자들이 이용하는 방법이고 실제 효과를 입증하기 때문에 이용하였으나 희석하지 않고 바른 부위가 무척 따가워서 오래 지속시키지 못하였다.

녹혈綠血은 암 치료에도 이용하고 있다. 그만큼 세포 재생력이 탁월하다. 거기에 철분이 많이 함유된 영양효모를 함께 대량으로 이용하며 백반증의 분자교정요법 처방인 페닐알라닌, 판토텐산칼슘, PABA 등을 이용한 결과 다섯 달 반 만에 백반이 극적으로 없어졌다.

이 처방은 백반증 환자의 혈액을 정화하며 신경을 이완시키는 작용이 있을 뿐 아니라 혈액을 보충해 주고 세포 재생을 적극 유도하였으므로 발병 시기가 짧은 나이 어린 사람들에게는 극적인 치료효과를 주는 것이다. 이것은 또한 멜라닌세포를 직접 재생시키는 방법이다. 이런 경우는 상당히 많은데 백반이 전신으로 퍼지기 전과 대칭성이 아닌 국소일 경우 잘 낫는 경향이 있다. 박은혜 양의 경우는 나이에 맞지 않는 과도하고 예민한 신경과 빈혈로 인한 혈 부족 등으로 백반이 생긴 것이었으므로 면역 블렌딩요법에 의한 처방이 도움을 준 것이다. 박은혜 양도 약 복용 이후 어지럼증도 좋아지고 손발이 따뜻해지며 기분이 한결 편해졌다고 한다.

백반증이 잘 낫지 않는 병이라 생각했던 부모들은 생각보다 건강하게 잘 치료된 데 대해 기분 좋아하면서 여러 사람을 소개하기도 하였다. 자연요법을 초창기에 시작하면서 치료에 대한 자신감이 생겼으므로 특별히 잘 기억하고 있는 케이스다.

30년간 백반증으로 고생한 49세 사업가 이야기

부산의 문한택 씨는 건축업을 하고 있는 사업가로서 상당한 재력가였다. 이 분은 백반증에 좋다는 여러 방법들을 경험하면서 실망도 많이 하던 터라 처음에는 상담을 상당히 길게 가졌다. QRS 분석상 면역기능이 많이 저하되어 있었고 신경과 육체의 과로로 간열肝熱과 심열心熱이 심한 상태에서 식사를 제때 하지 못하고 술과 담배, 육식을 자주 하므로 몸이 매우 좋지 않은 상태였다. 또한 QRS상에서 당뇨 초기 증상이 보였는데 병원에서는 당뇨까지는 아니지만 당뇨의 우려가 있으니 조심하라고 했다는 것이었다. 저혈당 증상으로 허기가 지고 마음이 불안하며 공복에 손과 몸이 떨리는 증상까지 있었다. 입이 마르고 갈증이 있으며 입이 텁텁하고 쓴 증상을 호소하고 눈이 피로하며 찜찜하다 했다. 이것은 간기울결로 인한 담즙 분비 저하 현상인데 소화가 잘 안 되어 명치 부근에

갑갑한 증상이 있고 대변은 설사와 변비를 반복할 때가 많다.

문한택 씨의 백반 증상은 20년이 넘어 얼굴을 제외한 온몸이 이미 상당히 희게 변해 있었다. 얼굴은 동양인 특유의 황갈색인데 손은 너무 희므로 본인은 이제 포기하고 있었지만 초기에는 상당한 스트레스였다 한다. 손 전체가 다 흰 것이 아니라 희고 검은 것이 보기에 깔끔해 보이지 않으므로 사업상 손을 내밀기 괴롭다고 했다. 지금은 면역이 되어 괜찮다는데 남성이라 좀 덜하다는 생각이 들었다.

백반증 여성들의 스트레스는 시간이 흐를수록 화병火病으로 쌓이곤 한다. 피부를 가리기 위해 비싼 화장품으로 매일매일을 필사적인 투쟁처럼 지내는 경우가 허다하다.

문한택 씨의 치료에서 어려운 점은 술을 자주 마셔야 한다는 것이었다. 건축업이라는 것이 본인의 의사대로만 할 수 없는 상황이라 술자리를 피할 수 없다는 것이었다.

전신적으로 백반증이 나타난 상태라 아무리 못해도 1년 이상 약을 복용해야 하며, 1년도 결코 장담할 수 있는 시간은 아니라고 한 뒤 치료를 시작하였다. 술을 자주 마신다면 치료를 포기하라는 말을 하자 결심을 굳히고 해보자 하였다. 술자리는 거의 피하다시피 하고 술자리에 있어도 거의 마시지 않는 노력을 거듭한 결과 두 달 반 후에는 손과 팔, 몸통에 피부색의 반점이 둥그스름하게 튀어 올랐다. 마치 바다에 떠 있는 섬과 같이 본래 피부색의 반점이 솟아오르자 본인과 부인의 놀람은 이만저만이 아니었다. 광선이나 스테로이드, 한약 등 여러 방법으로 오랫동안 치료해 보았지만 여태 이렇게 빨리 극적으로 변화를 보인 적이 없었으므로 무척 기뻐하였다.

백반을 치료해 보면 치료 도중 나타나는 변화가 사람마다 무척 다르다. 그 변화는 대체로 세 가지 양상으로 나타난다. 하얀 부분이 점점 작아져 없어지는 경우, 백반 부위 자체가 붉게 변하면서 전체가 살색으로 돌아오는 경우, 백반 부위 위에 섬 모양으로 본래 살색이 튀어오르기 시작하여 계속 튀어오르는 경우다. 어떤 형태이든지 백반증이 나타난 시간이 길수록, 그리고 부위가 넓을수록 시간이 오래 걸린다. 문한택 씨는 5~6개월이 지나면서까지 살색과 같은 반점이 계속 올라왔는데 손과 팔에서 많은 차도를 보이고 하얀 배와 등에서도 살색이 올라와 무척이나 희망적인 모습을 보였다.

그러나 이 분은 백반 증상이 조금씩 나아짐에도 불구하고 술자리를 더 이상 피할 수 없다 하여 5개월 이후에는 약을 소홀히 복용하기 시작하면서 술을 종종 마셨다. 아까운 생각이 들어 1년 이상이 걸리겠지만 술을 참고 치료에 전념하라 했는데도 그러기가 쉽지 않다며 결국 띄엄띄엄 복용하더니 그만두고 말았다. 그러나 치료의 한계 때문이 아니라 자신의 결심과 사업상의 이유 때문이라고 하며 대단히 고맙다는 말을 거듭했다. 이제는 더 이상 자신에게 맞는 치료법을 찾으러 다닐 필요도 없으니 마음 편하게 잘 지낼 수 있겠다고 했다. 그 대신 건강을 계속 유지하는 방법에 대해 많이 알고 깨닫게 되었으니 평소에 잘 관리하겠노라 다짐했다.

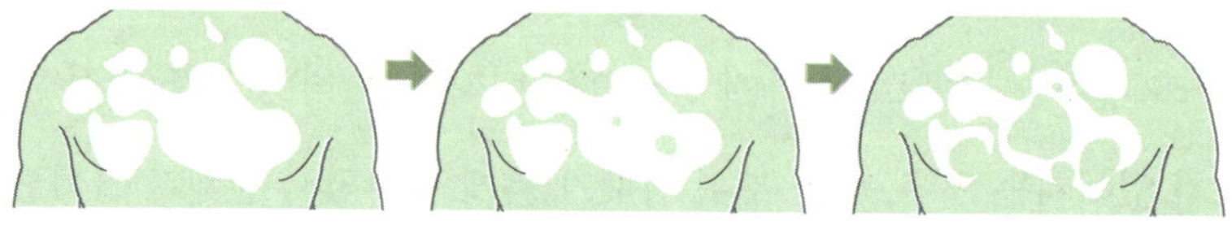

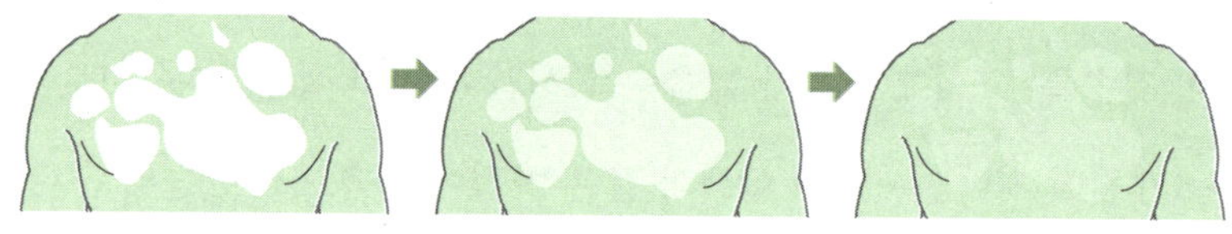

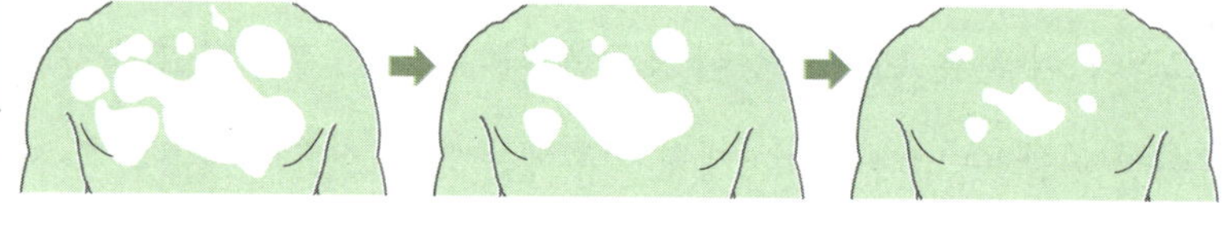

문한택 씨는 생식 하루 두 끼, 엽록소 대량요법, 한약, 영양 효모와 효소, 분자교정의학 등을 적절히 이용했고 커피 관장까지 했는데 5개월 이후에는 면역기능이 상당히 많이 올라가 건강한 수준에 이르렀다. 본인 역시 몸이 많이 좋아진 것만으로도 무척 기뻐하였다. 그후로 많은 분들을 소개하여 바쁜 시간들을 보낸 기억이 난다. 지금도 연락을 하며 건강에 대한 얘기와 안부를 묻곤 하는데 부부 둘 다 심성이 대단히 곱고 지성이 있는 분들이라 참 좋은 인연으로 생각하고 있다.

출산 후유증으로 번진
백반증 극복한 깐깐한 성격의
34세 주부 이야기

피부가 하얗고 안경 낀 여성 한 분이 한여름에 약국을 방문하였다. 진해에 사는 최영선 씨였다. 아이가 하나 있는 주부였는데 백반으로 고생한 지는 이십 대 후반부터 지금까지 7, 8년 가까이 되었다고 했다. 가슴 아래 몇 군데와 왼쪽 목에 제법 크게(위아래로 길게 직경 약 8cm) 백반이 나타나 있었는데 머플러로 늘 가린다고 했다. 한여름에 망사 스카프를 매고 와서 멋으로 그런 것이라 생각했는데 백반으로 인한 콤플렉스였던 것이다.

이 경우는 전신형이 아니고 산발형이며 심한 상태는 아니었지만 현재 번지고 있는 중이라 마음이 늘 조마조마하다고 하였다. 언제 얼굴로 올라올지 모르겠다며 울상을 지었다. 경험상 백반이 번지고 있는 중에는 오히려 치료가 잘 되는 편이다. 움직이지 않고 오래된 것은 금방 반응이 오지 않는데 움직이는 것은 반응이 빠른 경향이 있다.

최영선 씨 역시 백반이 조금씩 커지고 있었는데 아이를 낳고는 더 심해졌다고 했다. 눈이 나빠지기 시작한 것도 그리 오래 되지 않았고 아이를 출산하면서 받은 굉장한 스트레스와 음식을 제대로 섭취하지 못한 원인이 큰 것 같았다.

사실 출산 후 많은 여성들이 여러 질환에 걸린다. 아이를 가지면서 균형 잡힌 식사를 하고 스트레스를 잘 관리하며 산후조리를 잘해서 오히려 있던 병도 없어져 더욱 건강해지는 경우도 물론 있지만 그렇지 않은 경우도 많다. 아이를 가지면서 스트레스를 많이 받았다든가, 영양이 풍부한 음식을 균형 있게 제대로 섭취하지 못했다든가, 또 지나친 편식을 한 경우, 출산 시 과다한 출혈이 있었던 경우, 아이를 낳고 산후조리를 제대로 못한 경우 등에는 전보다 몸 수준이 훨씬 나빠져 오랫동안 고생하는 것을 볼 수 있다. 빈혈이 심해지고 허리와 팔·다리 등 뼈마디가 아프며 추위를 더 많이 타게 되고 자주 몸살을 앓곤 한다. 또한 알레르기가 생겨 몸이 자주 가렵거나 정신적으로 우울해지기도 한다. 최영선 씨 역시 백반을 심각하게 생각하지 않고 지내왔는데 출산 후 계속 번지는 바람에 무척 당황했다고 한다.

별자리를 보니 신경이 예민한 버고(Virgo, 처녀자리)였는데 처녀자리 여성들은 완벽주의 성향이 강하여 신경이 예민하며 생각이 많고(수성이 지배) 꼼꼼하여 매사에 대충 넘어가지 못하는 경향이 있다. 그런데다 시댁과의 사이에 늘 불편함을 겪고 있고 남편이 새로운 사업을 시작하므로 계속 신경을 쓰고 있는 상태였다. 출산 시 과다 출혈과 출산 후의 몸 관리 소홀로 몸 상태가 많이 안 좋은 데다 신경 쓸 일이 많다며 힘들어하였다. 이 경우 자신이 처녀자리의 완벽주의 성향으로 시댁과 잘 지내야 하고 남편이나 가족들을 잘 돌봐야 한다는 기질 특유의 생각에서 고달픈 것이라 여겨졌다. 그러한 기질적 특성을 인정하고 타인보다 자신을 더 돌아볼 수 있는 마음의 여유를 가지라고 말하였다. 필자 역시 라이징 사인(Rising Sign, 태어난 시각에 동쪽에서 떠오른 사인, 외모, 제일 바깥에 드러난 모습)이 처녀자리다. 원래 물고기자리이지만 페르소나, 즉 가면은 처녀자리의 성향을 강하게 가지고 있다. 타인에게는 완벽주의에 깐깐한 인상으로 비치고 또 사실 그런 기질을 가지고 있어 처녀자리 사람들의 심리상태를 충분히 이해하고 있다. 필자도 예전에는 생각이 너무 많아 고통스러운 적도 있었고 어떤 때는 지나치게 완벽주의라 고달플 때도 많았다. 지금도 그런 성향을 가지고 있지만 이해와 수행을 통해 좋은 쪽으로 전환하면서 많이 극복하여 대체로 편안한 상태에 있다.

처녀자리 성향이 강한 사람들은 신경이 무척 예민하여 소화가 잘 안되는 경향이 있다. 사상체질로는 소음인이 많은 편이고 혈액형은 B형이 그런 경향이 있는 것 같다. 하여튼 이 분 역시 그런 성향이 강한 터라 스스로 충분히 이해할 필요가 있었다. 스트레스를 받아들이고 또한 극복하는 것이 질병 치료에 본질적인 도움이 되기 때문이다.

이 분은 생식 하루 두 끼(밥 대신 생식으로 한 경우도 있었고 밥 반 생식 반인 보조식으로 한 경우도 있었다), 엽록소, 효모와 효소, 분자교정 의학의 백반 처방을 이용하여 일 년 정도 썼다. 그 결과 목의 흰 반점이 붉게 변하면서 줄어들더니 점점 피부색으로 돌아오는 과정을 겪다가 없어졌다. 그 과정에서 나빠진 시력이 돌아오는 체험도 하여 본인의 기쁨이 무척 컸다. 백반증뿐 아니라 몸에서 냄새가 나지 않고 피부가 더욱 맑아지며 날씬해져서 치료에 큰 재미를 느끼면서 진행한 케이스다. 중간중간 힘들 때도 많았지만 꼭 낫는다는 희망 하에 참으로 열심히 복용하며 잘 따라 주었다.

면역을 상승시키는 자연요법을 처방하면서 기분 좋은 경우는 본인이 호소하는 질병 외에 다른 숨어 있는 질병들이 튀어나와 그동안의 건강 상태를 몸으로 보여주는 것이다. 또한 건강이 개선되고 있음을 시간이 지나면서 실감하는 것이다. 엽록소나 다른 해독요법을 쓸 때에도 그렇지만 생식을 이용하여 함께 처방하는 경우는 명현반응이 더욱 극적으로 일어날 때가 많다.

또 다른 백반 환자 중에 당뇨가 있는 40대 남자 분의 머리카락은 나이에 걸맞지 않게 하얀 경우였다. 생식과 엽록소를 병행한 자연요법 치료 도중 머리카락이 새까맣게 올라오는 것을 보고 본인과 주변 사람들이 무척 놀라워했다. 그 분은 결국 술을 절제하지 못하여 끝까지 복용하지 못했는데 부인의 말에 의하면 몸이 좋아지니 술을 더 마시더라고 했다.

사실 그런 경우가 많다. 병을 고치기 위해 약을 먹으면서 그동안의 나쁜 습관들을 교정해야 하는데 좋아지면 그 생활 그대로 반복하거나 더 심해지는 경우도 있는 것이다. 건강해지기 위해서는 맛이 없어서 먹기 힘든 것도 참고 먹어야 한다. 반대로 먹고 싶은 것을 참아야 할 때도 있다. 생활습관을 교정하는 것은 더욱 어렵다. 사람들은 쉽게 뭔가를 얻으려 하고 쉬운 방법을 찾아다닌다. 그러니 설령 낫는다 해도 그 방법이 어려우면 결국 포기하고 마는 것이다.

뭔가를 얻기 위해서는 버려야 할 것이 있다. 건강 역시 마찬가지다. 사람들은 바꾸는 것 자체를 참 어려워한다. 이유는 늘 있다. 필자는 오래 전에는 약이 없어서 치료가 안 되는 줄 알았지만 이제는 약이 아니라 사람의 마음이 스스로의 치료를 방해함을 알았다. 그래서 예수님이 기적을 행해 놓고도 네 믿음이 널 구했다고 말씀하신 것을 이제는 이해한다. 여하튼 최영선 씨의 경우는 치료가 잘 되어 건강하게 잘 살고 있으며, 지금도 계속 관리하므로 이후로는 다시 재발할 일도 없을 것이라고 생각한다.

작은 키에 영양이 부족하고 피부가 거친 9세 여아의 백반증 극복담

김해의 은선이는 가무잡잡하고 여위었으며 작은 키의 여자아이였다. 은선이가 엄마와 함께 약국 문을 열고 들어올 때는 백반증이라 생각하지 않았다. 그런데 윗옷을 벗고 보여주는데 등에 하얀 점이 생겼고 온몸이 우둘투둘하여 거의 닭살에 가까웠다. 하얀 점은 처음에는 너무 작아 신경을 쓰지 않았는데 점점 커져 직경 2cm쯤 되었고 최근에는 주변에 조그만 하얀 점 몇개가 더 생겼다고 했다.

특별히 인설이 많이 일어나지는 않지만 피부가 너무 거칠다며 차분해 보이는 아이 엄마가 걱정스레 말했다. 아이 아빠의 피부가 너무 거칠어 유전이 아닌가 하고 있었단다. 물론 유전인 경우도 있지만 그렇다고 치료가 되지 않는 것은 아니니 아이 체질을 파악한 후에 치료에 들어가기로 하였다.

닭살과 같이 거친 피부는 엄마나 아빠의 피부를 닮아 유전인 경우가 있지만 엄마 뱃속에서 영양 섭취의 불균형으로 인한 결핍에서도 올 수 있다. 이 경우는 특히 여자아이라 걱정을 많이 하였다. 또한 몸이 너무 왜소하고 작은 것도 좋아질 수 있느냐고 물었다. 은선이는 엄마가 아이를 가졌을 때 제대로 영양 섭취를 못한 경우에 해당되었다. 라면이 먹고 싶어 라면만 하루 종일 먹은 적도 있고 먹기 싫어 밥을 굶은 적도 있으며 심하지는 않았지만 임신중독증을 겪었다고 했다.

은선이는 이제부터라도 음식을 균형 있게 잘 먹도록 음식 지도를 철저히 하였으며 되도록 인스턴트식품과 튀긴 음식을 먹지 말고 해조류와 야채, 콩류, 잡곡밥 위주로 먹으면서 물을 많이 마실 것을 당부하였다. 분자교정의학의 백반 처방과 엽록소요법, 효모 대량, 온청음, 육미지황탕, 어혈제인 전칠 약간, 소화가 잘 되는 어린이 생식, 달맞이꽃 종자유를 투여하였는데 다행히 아이가 잘 먹어 줘서 치료가 빨리 진척되었다. 매월 꼬박꼬박 방문하면서 좋아지는 것을 확인하였는데 6개월 이후에는 키가 부쩍 크고 백반도 줄어들더니 1년 정도 되니 피부 혈색이 몰라보게 희어지면서 키가 또래 아이들보다 더 크다고 할 정도로 커졌다.

백반증이 거의 없어지니 아이 엄마는 백반보다 키를 더 키울 욕심으로 계속 약을 먹였다. 이 약을 복용하면서 아이가 밥을 무척 잘 먹는다는 것이었다. 그럴 수밖에 없는 것이 아이가 너무 쇠약해 간과 심장에 허열이 떠서 입맛이 없고 예민했는데 열을 꺼 주고 신경이 이완되니 밥맛이 돌아오고 편안해져 키가 클 수밖에 없는 것이다. 은선이는 1년 6개월가량 약을 먹었다. 이제는 밥을 잘 먹고 명랑하며 쾌활해졌으니 이대로 집에서 관리하겠다고 하며 치료를 마쳤다.

키는 선천적인 것보다 후천적인 영양이 크게 좌우한다고 본다. 물론 엄마, 아빠의 키가 작은 경우는 그렇지 않은 경우보다 불리하지만 그것은 가능성이지 실제로 노력을 통해 키가 큰 경우를 많이 보기 때문이다. 성장판이 닫히기 전에 키를 키우는 노력을 하는 것이 훨씬 효과가 있고 은선이의 경우는 그러한 케이스에 해당했다. 성장판은 사춘기가 되어 성 호르몬이 분비되면서 단단해지고 닫히기 쉬우므로 사춘기 이전에 영양을 돕는 것이 중요하다. 대체로 완전히 닫히는 20대 초반까지는 성장을 계속하지만 시기가 매우 중요하다. 아무튼 아이를 정성껏 키운다는 것은 부모의 지속적인 관심과 사랑이 함께 한다는 것이다. 은선이의 엄마는 차분하면서도 아이를 존중하는 모습이 보기 좋았다. 비록 임신 시 영양의 불균형으로 이런 상태가 되었지만 그것을 바로잡기 위해 가족들의 식사도 함께 제한하며 노력했다. 가족 중 환자가 있을 때는 함께 노력해야지 환자만 따로 힘들어 하면 결국 치료에 실패하게 된다. 가족 모두의 책임 있는 자세야말로 가족 사랑을 실천하며 온전한 치유를 이끌어 내는 핵심이라 본다.

자연요법과 분자교정의학을 시작하면서 백반증 환자를 참으로 많이 접하게 되었는데 일단 치료 기간이 너무 길어 끌고 나가는데 힘든 경우가 많았다. 또한 대부분 스트레스가 많고 예민한 사람들이라 그때그때 스트레스 대처법을 연구하지 않을 수 없었고 그로 인해 필자 역시 많은 한계에 부딪혀 고민하면서 여기까지 왔다.

백반증은 다른 만성 피부염과 마찬가지로 환자의 총체적인 몸과 마음의 상태를 깊이 이해할 때 잘 치료가 되는 것 같다. 스트레스의 시점에 대해서나 심리적인 마음의 상태, 심신으로 누적된 것들과 체질적인 특성 등 전체적인 이해를 통해 접근해야 하므로 참 어렵다는 생각이 들지만 그럴수록 치료될 때의 기쁨은 더욱 클 수밖에 없다. 환자들에게 당부하고 싶은 것은 정말 치료를 원한다면 쉽게 포기하지 말며 자신을 올바로 변화시킨다는 각오로 치료에 임했으면 하는 것이다.

Part 7

면역블렌딩요법에 의한 임상사례⑤

베체트병
이긴 사례담

듣기에도 생소한 병 베체트 병. 이 질환은 구강 궤양, 음부 궤양, 안구 증상을 비롯해 피부, 혈관, 위장관 등 여러 장기를 침범할 수 있는 만성 염증질환이다. 총체적으로 면역력 저하일 때 잘 생기는 경향이 있다.

남편이 보기 싫은
베체트병 환자 이야기

울산의 이다연 씨는 참해 보이는 분으로 5년 전 우리약국에 만성 알레르기로 내왕했었다. 저녁 늦게 약국을 방문한 이다연 씨는 아이 둘과 남편과 함께 왔었는데 보기에 무척 허약해 보였다. 사람을 두지 않고 혼자서 미용실을 꾸려 나가고 있다고 했는데 만성피로에 빈혈이 심한 상태였다. 눈이 촉촉하고 왠지 울 것 같은 모습에 힘이 없어 보였고 말도 느리고 호소하는 말투였다.

이다연 씨는 신경이 예민하여 상대의 어떤 말에는 굉장히 신경이 쓰인다고 했다. 자꾸 자고 싶으며 기운이 없는 데도 식욕이 없어 제때 밥을 먹지 않는다고 했다. 추위를 많이 타고 손발이 시리며 콧물, 재채기와 눈과 코의 가려움이 심한 상태였다. 건강상담 리스트에 해당되지 않는 곳이 없을 정도로 빼곡히 체크를 하였으며 특히 불안 초조하고 별일도 아닌데 짜증이 많이 나며 잘 놀라는 등 자율신경실조의 증상이 심하게 나타났다.

남편과 함께 왔는 데도 남편이 무덤덤하다면서 탓을 많이 했다. 안 아픈 곳이 없다 싶을 정도로 여기 저기가 아프다고 했다. 종교가 불교라고 해서 미용실과 집안일로 바쁘더라도 불경 공부를 하며 좋은 절과 좋은 스님을 자주 방문하라 일렀다. 기운이 너무 음습하고 매사를 소심하고 부정적으로 생각하는 경향이 있는 데다 몸과 마음의 기력이 몹시 떨어진 상태였다. 남편은 때리거나 바람을 피우는 문제 있는 사람이 아니지만 말이 없고 감성이 둔하고 무뚝뚝한 데다 너무 현실적이라고 했다. 그에 반해 자신은 감성이 지나치게 예민하여 그런 자신을 몰라주는 남편이 미워지기 시작했다고 말했다.

태어난 별자리를 보니 태양(Sun)은 천칭자리, 라이징(Rising) 사인은 물고기자리였다. 물고기자리 성향이 강한 사람들은 대체로 의존형이 많고 마음이 여린 경향이 있다. 또 수성과 해왕성이 합하여 전갈자리에 있었는데 이는 자신과 타인에 대한 이해가 조금 부족하고 희생하려는 생각이 있으며 솔직하게 대화하려 하지 않고 혼자 속으로 삭이는 유형이다. 이런 유형의 사람들은 폐쇄적이라 자신을 잘 드러내지 않는다. 타인에게 피해가 가지 않도록 타인을 고려하면서도 자신의 요구에 대해 드러내지 않고 감추기 때문에 혼자 고민하다가 아픈 경우가 많다.

이다연 씨의 성향에 대해 얘기해 주며 그런 성격을 좀 바꾸는 노력을 해 보는 것이 어떻겠느냐고 조언했다. 즉 예술적 감수성이 강하고 섬세

하니 피아노와 같은 악기를 다루거나 노래를 자주 부를 기회를 가지면서 운동을 하라 일렀다. 미용실에 사람을 쓰더라도 조금 휴식하는 시간을 가지며, 기운이 좋은 절에서 마음 닦는 법문을 자주 듣는 등의 여유를 가지며, 자신과 남편에 대해 이해하려는 자세를 가지라고 하면서 약을 투여하였다. 알레르기 피부와 천식, 베체트병 초기 증상이 있어 해독하는 처방 위주로 약을 썼는데 3개월 만에 무척 좋아졌다며 치료를 마쳤다.

그런데 이다연 씨가 작년에 약국을 다시 방문했다. 그동안은 몸도 많이 좋아져 큰 문제 없이 지내왔는데 작년 초부터 성기, 즉 질 부위가 헐고 아파서 병원에 자주 갔다고 했다. 그러나 병원에서 베체트병은 난치병이라 다른 방법이 없고 푹 쉬고 잘 먹어 면역을 높이라는 얘기만 들었다며 어떻게 해야 좋을지 모르겠다고 했다. 5년 전 치료를 한 이후 스트레스 해소를 위해 피아노를 배웠으며 걷기운동을 꾸준히 해서 몸은 많이 좋아졌다고 했다. 하지만 남편에 대해 싫은 마음을 어쩌지 못하겠다고 했는데 그로 인해 쌓인 스트레스가 결국 이런 상태까지 초래한 것이었다.

다시 방문한 작년 초에는 몸무게가 이전보다 더 빠져 있었고 말하는 중간에 눈물을 훔치며 밤 10시 넘어서까지 상담을 하고 갔다. 덩어리가 심하게 떨어지는 생리를 하고 생리혈이 검으며 여전히 자율신경실조의 증상을 보이고 두통이 심하고 구역질이 나는 등 이전보다 더 심한 것 같다며 어쩔 줄 몰라 하였다.

일단 그동안 누적된 어혈을 풀어내는 처방과 보혈補血, 보기補氣하며 자율신경을 완화하는 처방을 써 주었다. 한 달 후부터 조금씩 나아지고 있다고 했는데 이전보다는 편안한 것 같았다. 그 이후로 상담과 투약을 하면서 특히 정신적인 안정을 권했다. 육체적 과로보다 정신적인 문제가 큰 것 같았다. 일단 질이 허는 것은 많이 좋아졌다며 다시 3개월 후에 약을 그만두었다.

이 환자는 최소 6개월 이상은 써야 하는데 이런저런 이유로 그만두었을 때는 걱정이 되었다. 역시 마음이 너무 심약한 것이다. 베체트병 같은 자가면역질환을 가진 환자들은 앞서 얘기했던 심약한 마음으로 끝까지 치료하지 못하는 경우가 많다. 착한 여자 콤플렉스가 있는 이 여성의 경우 그런 자신을 깊이 이해하지 못한다면 완전한 치료는 힘들 것이다.

베체트병과 같은 총체적인 면역 저하 상태의 환자들에게는 음식과 약, 운동 외에도 꼭 권하는 것이 다양한 스트레스 해소법이다. 스트레스의 문제는 인류 역사에서 본질적인 문제다. 다만 극복할 수 있는 것과 극복하기 어려운 것이 있을 것이다. 극복이 어려운 경우는 반드시 누군가의 도움을 받아야 한다. 경험이 있고 인간의 다양성을 깊이 이해하는 사람의 도움을 받으면 한결 좋아지는 것이다.

이런 경우 환자의 사고방식을 점검해야 한다. 환자가 부모 특히 아버지에게서 받은 상처나 스트레스가 성장 후의 사고에 깊이 영향을 미칠 수 있다. 남편을 한 남자로 인식하기보다 남편에게 아버지에게서 받지 못한 사랑과 기대를 투사할 수 있기 때문이다. 내면에 이상으로 그리는 남자의 상에 못 미칠 때는 커다란 실망감과 함께 깊은 회의감이 들 수 있다. 남자와 여자는 그저 남자, 여자로서 만나야 하는데 자신의 어릴 적 받은 상처를 투영하는 관계가 되면 결코 오래갈 수 없다. 반드시 서로 지치게 되고 요구와 실망이 계속되면서 결국 무관심의 관계로 갈 수 있는 것이다. 지금 서로의 파트너에 대한 장, 단점에 괴로워하기 전에 먼저 자신의 사고와 감정 패턴을 깊이 알고 이해하며 극복해야 한다.

스트레스는 뒷장에서 언급하겠지만 모든 만성·난치성질환에서는 반드시 인식해야만 하는 문제다. 스트레스에 대한 이해 없이 근본적인 치유는 없다고 단언한다.

66 베체트병은 스트레스와 과로,
영양의 불균형 상태가
심할 때 발생하기 쉽다.
특히 스트레스와 과로는
베체트병의 발병과
밀접한 관련이 있으므로
평소 스트레스는 그때그때 풀고
지나치게 과로하지 않도록
조심해야 한다. 99

Part 8

면역블렌딩요법에 의한 임상사례⑥

지긋지긋 기미 효과본 사람

여성들에게 두려움의 대상이 되고 있는 기미. 이러한 기미는 내장의 질환과 오염된 혈액이 주요 원인이라고 할 수 있다. 따라서 기미를 근본적으로 치료하려면 몸 상태를 좋게 해야 한다.

고전적 미인형의
고등학교 여선생님의 기미 이야기

부산에 사는 유영자 씨는 고전적 미인형에 이목구비가 또렷하고 우아한 여선생님이었다. 유영자 씨가 우리약국을 방문했을 때는 안타까울 정도로 기미가 심한 상태였다. 학교에 근무하는 고등학교 선생님인데 아이를 낳고 나서 더욱 심해졌다며 개선 방안을 물어왔다. 지금은 시부모와 함께 살고 있는데 몰래 담배를 피우고 있는 터라 스트레스가 이만저만이 아니었다. 남편은 알면서도 모른 척하고 있는 상태이고 은근히 끊기를 강요하고 있는데 담배가 아니면 스트레스 해소가 안 된다며 괴로워하고 있었다.

임신했을 때 기미가 생기기 시작했는데 이전부터 조금씩 피워오던 담배를 스트레스를 받으면 더욱 많이 피우게 되고 그것을 낙으로 삼아왔던 것이다.

이 분은 일반 식사 대신으로(보조식으로 할 때도 있었다) 생식 두 끼와 스트레스에 의한 간기울결을 풀어주는 처방과 어혈을 푸는 전칠, 해독제로 엽록소를 대량으로 썼는데 한 달 만에 얼굴의 중심인 눈, 코, 입 주변이 깨끗하게 변했다. 본인의 기쁨은 말할 것도 없었다. 기미가 사라진 얼굴은 참으로 귀티 나는 예쁜 얼굴이었다.

두 달이 지나자 기미가 집중적으로 생겼던 광대뼈 주변과 이마 양쪽을 제외하고는 전부 없어졌다. 해독을 시작하고나서는 담배가 많이 당기지 않아 하루 반 갑에서 한 갑 피우던 것을 다섯 개비 이하로 줄였다. 기미를 유발하는 음식도 많이 가리면서 약을 복용하였다. 튀긴 음식과 인스턴트, 삼겹살, 커피, 술 등 간에 부담되는 음식들은 피하고 늘 자외선 차단제를 바르라 일러 두었다. 수분 섭취를 자주 많이 하고 밤의 취침 시간을 너무 늦지 않도록 하며 화장품은 되도록 천연으로 이용하고 비누도 일반비누보다 약산성의 천연비누를 사용하도록 권했다.

필자가 말한 것들을 거의 다 실천했음에도 마지막에 남은 이마 양쪽과 광대뼈의 기미는 시일을 상당히 오래 끌었다. 부위가 점점 더 작아지기는 했지만 금방 없어지지 않고 서서히 아주 조금씩 없어졌다. 6개월 이상이 되었을 때에야 심했던 부위가 작은 점같이 보이며 거의 없어졌다.

기미 역시 다른 만성 피부질환과 같이 몸 상태에 따라 변화하는 모습을 볼 수 있다. 그냥 단순한 피부질환으로 생각하면 잘 없어지지도 않을 뿐더러 화장품에만 큰 비용을 치르게 된다. 서양의학은 피부와 오장육부를 따로 분리하여 보기 때문에 만성적으로 오래된 피부질환들을 잘 치료하지 못하는 경향이 있다. 머리부터 발끝까지 모든 세포들은 하나로 연결되어 있고 서로 관계하고 있다. 그 관계성을 얼마나 제대로 파악하느냐가 치료의 핵심이 된다. 또한 질병을 부르는 생활과의 관계 역시 마찬가지다. 모든 것이 하나로 연결되어 있으므로 어느 한 가지라도 소홀히 여길 수 없는 것이다. 그러므로 질병의 올바른 치료는 오케스트라와 같다고 할 수 있다. 어느 한 부분을 소홀히 하면 꼭 문제를 일으키기 때문이다.

앞의 베체트병이나 버거씨병 등은 지금도 계속 치료하고 있고 치료해왔으나 오랜 시간 치료해야 하고 명현반응도 심각하다. 그래서 많은 분들이 치료를 중단하거나 조급해하며 여기저기를 전전하는 모습들을 본다. 오래된 만성 피부염은 그 사람의 생활방식에 문제가 있다는 것을 보여주는 것일 뿐이다. 생각과 마음가짐, 습관 등을 개선하지 않는 근본 치유는 결코 없다.

아무리 오래된 병이라 하더라도 완치한 사람들에게는 뭔가 공통점이 있다. 그동안의 문제점을 개선하려는 노력을 하고 실제 많은 부분을 바꾸었기 때문이다. 지금까지 살아온 방식을 그대로 고수하면서 완치라는 것은 있을 수 없다. 앞의 완치 예들에서도 보았듯이 하나같이 약만으로 해결한 것이 아니다. 환자 개개인이 완치를 위해 해야 하는 것을 적극적으로 받아들인 결과인 것이다. 옛말에 진짜 명의는 나을 사람과 낫지 않을 사람을 구분하여 약을 주는 자라 했다. 생활방식의 개선을 권하는 데도 그걸 따르지 않는 사람은 사실 약도 필요 없다. 진정 치유를 원한다면 내가 바꾸어야 할 것이 무엇인지 깊이 돌이켜 보아야 할 것이다.

Part 9

만병의 원인 스트레스 해소법

사람은 이 세상에 태어나면서부터 스트레스를 받는다고 해도 과언이 아니다.

그런데 문제는 스트레스가 많은 질병의 원인으로 작용한다는 점이다.

따라서 평생을 질병과 고통 속에서 사느냐, 아니면 평안하고 충만한 삶을 사느

냐 하는 것은 스트레스 해소법이 쥐고 있다고 말할 수 있다.

01

스트레스…
그 정체를 제대로 알자

스트레스가 많은 질병의 원인이라는 점을 앞에서 누누이 강조해왔다. 필자의 경험에 비추어 보아도 스트레스가 만병의 근원이라는 것은 실감할 수 있다. 어렸을 때부터 몸이 약해 많은 병치레를 했다. 그러나 스트레스가 없을 때는 그것이 병인 줄도 모르고 나았고 다시 아픔이 반복되면 그것은 그냥 아픔일 뿐이었다. 아픈 것은 나쁜 것이 아니다. 아픔을 통해 내가 어디에 있고 어떤 상태인지 알려주기 때문이다. 균형의 한 측면인 것이다.

그러나 지속적인 스트레스는 달리 말하면 '피를 말리는 것'이다. 또한 스트레스호르몬의 과잉 분비는 혈관을 수축시키고 심박동을 증가시켜 활성산소 과다방출로 조직을 파괴시킨다. 혈류가 막혀 어혈이 정체되어 죽은 피를 생성시킨다. 머리부터 발끝까지 혈액순환에 장애를 일으켜 다양한 질병을 유발하고 결국 만성질환으로 이행된다.

보완의학이나 동양의학, 자연의학 등 모든 의학에서 스트레스의 원인과 결과를 말하고 있다. 현대 서양의학은 스트레스에 대해 대단히 무지하다. 아니 의도적으로 눈을 감는다. 객관적인 현상이 아니라는 이유에서다. 눈에 보이는 물질이어야 누구나 보고 판단할 수 있을 터인데 스트레스는 당장 눈에 보이지 않는다는 것이다. 객관성을 확보할 수 없는 것은 과학으로 인정하지 않는 단순하고 무지한 시각에서 나온 발상이다. 그 유명한 뉴턴이나 데카르트, 베이컨, 파스퇴르 등과 같이 한 시대를 풍미한 과학도들의 사고체계가 지금까지 영향을 미치는 것이다. 시대가 변하고 모든 것이 변했음에도 아직까지 현대 서양의학의 시스템은 그 성역을 굳건히 하고 있다.

현대 서양의학을 비판하기 위한 말이 아니다. 스트레스와 심신의 관계에 대한 중요성을 다시 강조하기 위해서다. 많은 사람들이 자신들이 아픈 이유를 단순히 몸의 아픔으로만 생각하기 때문에 평생을 질병 속에서 살아간다. 마음과의 관계를 외면하고 있다. 서양의학이 철저히 한 몫을 담당하고 있는 것이다.

필자는 지금껏 살아오면서 여러 가지 아픈 경험을 많이 했다. 타고날 때부터 몸이 약해서 그런 것도 있지만 스트레스에 매우 민감한 몸과 마음을 가졌기 때문이다. 타인의 말이나 사소한 사건에도 상처를 많이 받았고 그로 인해 매우 고통스러웠기 때문이다. 마음만 아픈 것이 아니라 그에 맞춰 몸도 아팠다. 신경을 너무 써서 잠을 못 잘 때가 많았다. 그리고 재수, 삼수를 거치면서 시험을 잘 쳐야 한다는 강박으로 과민성대장염 증세를 앓았다. 대장에 검사용 액체를 넣고 죽을 고생을 하고 검사하고 나면 아무런 이상이 없다고 했다. 또한 사람과 환경으로 인해 스트레스를 받으면 위염과 위경련으로 뒤틀리듯 아팠고 그것이 누적되어 얼굴의 염증(병원에서는 여드름이라 했지만 여드름이 아닌 염증이었다)이 심각했다. 피부염을 없애기 위해 이런저런 약을 먹어 보았지만 한동안 아무런 소용이 없었다. 먹을 때 한순간뿐이었다.

개인적인 경험으로 볼 때 필자의 예민한 신경은 마음 밑바닥의 심한 콤플렉스였던 것이다. 콤플렉스를 적극적으로 극복하기 시작하면서 그렇게 많던 잔병들이 하나둘 없어지기 시작했다. 매사에 자신감이 생기기 시작하고 낙천적인 성격을 가지게 된 것이다. 물론 타고난 성향이 완전히 바뀐 것은 아니다. 생리전증후군(pms)이 심해서 그때가 되면 마음이 무척 고통스럽고 몸의 컨디션 역시 대단히 좋지 않다. 그러나 그것 역시 자신을 점점 더 알아가면서 조금씩 나아지고 있다. 어릴 적의 기억들이 스트레스의 구조를 만드는 것이다.

스트레스는 어릴 때부터 형성되기 시작한다. 체질 역시 스트레스의 내용과 밀접하게 관련되어 있다. 같은 문제를 놓고도 어떤 이는 아무 문제가 없는데 어떤 이는 무척 괴로워한다. 그것이 특정 질환을 유발할 수 있는 것이다. 동양의학과 대체의학 분야에서는 심신의 연관성을 매우 중요하게 본다. 암, 당뇨, 고혈압, 골다공증, 만성 피부염 등의 원인이 특정 심리상태에 있음을 밝혀내고 있다. 개인적인 특징이 있고 가족력이 있지만 그것조차 정신과 영혼의 상태와 직접적인 연관성이 있음을 보여준다.

02 스트레스로 나타나는 우리 몸의 반응들

스트레스에도 긍정적 스트레스가 있고 부정적 스트레스가 있다. 여기서는 부정적 의미의 스트레스에 대해서만 얘기하기로 하자. 스트레스로 인한 여러 가지 증상을 달리 말하면 자율신경실조증 내지 부정수소증후군이라고 한다. 신경에도 중추신경과 자율신경이 있는데 자율신경은 말 그대로 자율적으로 움직이는 신경이다. 표면적인 의지로 조절되지 않는, 의식 밑바탕의 잠재의식적 상태를 반영하는 신경인데 스트레스를 받으면 자율신경이 교란되어 여러 가지 증상이 나타나게 된다. 쉽게 표현하면 화병이 그것인데 한마디로 열을 많이 받았다는 것이다.

나타나는 증상은 가슴 답답, 가슴 두근거림, 불안, 불면, 다면多眠, 얼굴의 홍조와 열감, 초조, 귀울림, 가슴의 통증, 두통, 호흡 곤란, 사지의 떨림, 식은땀, 피로감, 의욕상실, 분노, 짜증, 수족냉증, 소화불량, 변비와 설사의 교차, 입마름, 입이 씀, 잦은 소변, 조울증(감정의 기복이 큼) 등으로 나타난다. 이런 증상이 만성화되면 소위 신경성질환이 되어 병원에 가더라도 속수무책인 경우가 많다.

신경성위염, 류머티스, 베체트병, 갑상샘·간 기능 저하, 만성피로, 의욕상실 등의 증상으로 병원에 가면 신경성이라고 하면서 면역력을 높이라고 한다. 하지만 특별한 치료법이 없으니 조심하라는 말만 되풀이해서 듣게 되며, 신경안정제와 대중요법적인 약물로 버티는 경우가 많다. 실제로 만성 피부염 환자나 그 외 만성 질환자들의 병원 처방을 보면 대부분 신경안정제가 많이 들어 있다. 그러나 그때뿐이어서 약을 복용하지 않으면 같은 증세로 고생하기 일쑤다.

스트레스를 받으면 순간적으로 스트레스에 대한 반응이 대뇌 변연계에 전달되어 시상하부에서 내분비계와 자율신경계를 거치면서 여러 호르몬의 분비를 통해 인체 말단 장기와 세포에 영향을 미치게 된다. 이때 분비되는 호르몬을 스트레스호르몬이라고 하는데 이 호르몬에는 부신피질자극 호르몬, 갑상샘자극호르몬, 유즙분비자극호르몬, 성장호르몬, 항이뇨호르몬, 에피네프린, 노르에피네프린, 코티솔, 알도스테론, 갑상샘호르몬, 인슐린이 있다.

이런 다양한 호르몬이 스트레스 반응으로 분비되기 때문에 이때 나타나는 생리현상으로는 신경의 긴장, 수의근육의 수축, 위와 장의 근육이완, 맥박·혈압·호흡의 상승, 혈당 증가, 동공 확대, 타액 감소, 소화작용의 감소, 피부 혈액순환의 감소, 땀의 증가, 혈관 수축, 혈액 내 지방 증가, 간과 근육에 저장된 에너지 방출, 비장에 저장된 혈구 방출 등이 나타나게 된다.

이러한 스트레스호르몬의 지속적인 방출은 구체적이고 다양한 질병을 유발하게 되는데 다음의 질환을 보자.

- **신경 예민**- 신경증상, 히스테리, 불면 등
- **수의근육 수축의 지속** - 근육통(잦은 몸살로 나타날 수도 있다)
- **위와 장의 근육 이완** - 만성 소화불량
- **맥박의 지속적 항진** - 심계항진, 부정맥
- **혈압의 지속적 상승** - 고혈압
- **호흡의 지속적 상승** - 숨이 가쁨, 가슴 답답
- **혈당의 지속적 상승** - 초기 저혈당에서 당뇨병
- **피부 혈액순환의 지속적 감소** - 만성 피부질환(악성 여드름, 아토피, 건선, 베체트병, 백반 등)
- **혈관 수축 지속** - 사지 저림, 사지 마비, 수족 냉증
- **혈액 내 지방의 지속적 증가** - 지방간, 심장 혈관병
- **간과 근육에 저장된 에너지의 지속적 소모** - 만성피로, 사지무력
- **비장에 저장된 혈구의 지속적 강제 동원** - 혈액병, 빈혈

스트레스를 받고 난 이후 대뇌 변연계의 작용은 심신상관의학에서 상당히 중요하게 다뤄진다. 이렇게 모든 질병의 핵심은 스트레스에 있다고 해도 과언이 아니다.

03 스트레스의 심신상관적 모델

심신상관의학의 대가인 칼 사이몬튼은 바이오피드백과 이미지요법으로 암과 그 외 난치성질환들을 치유시키면서 스트레스가 인체에 미치는 영향과 암을 유발하는 심신상관적 모델을 제시하였다.

자율신경계 도표

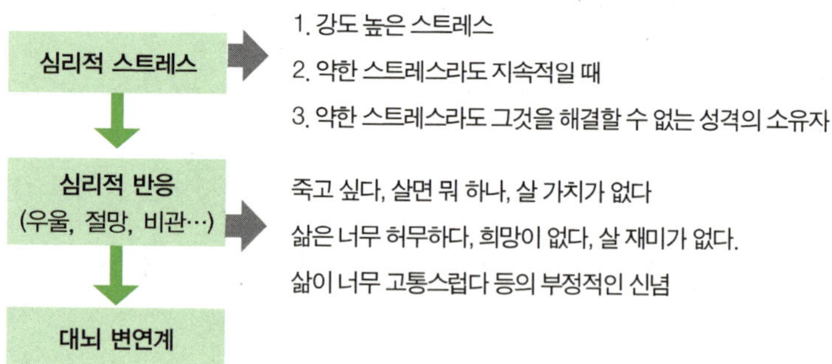

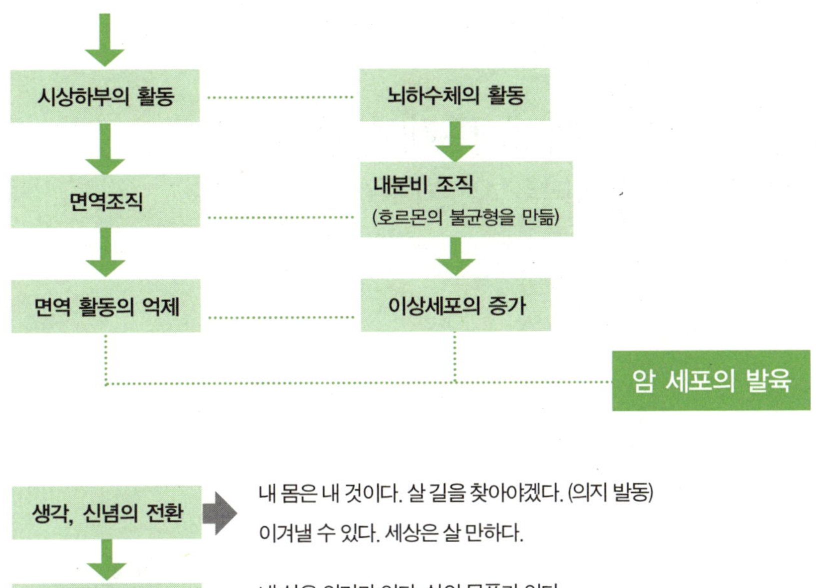

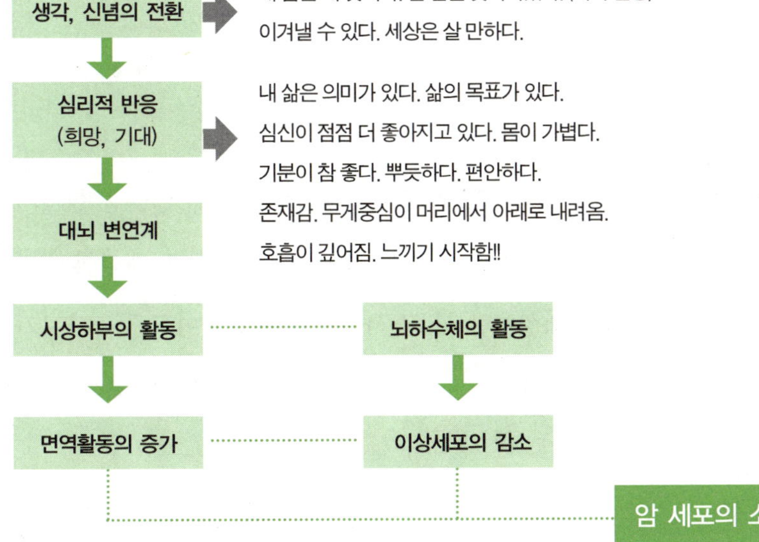

칼 사이몬튼은 암이나 어떤 난치병이라도 역전시킬 수 있다고 하는데 건강회복을 향한 첫걸음은 환자의 생각, 신념의 전환에서부터 시작한다고 말한다.(참고-《월간 정신세계》, 2000년 4월호, "칼 사이몬튼의 마음의 의학")

04 내 몸에 스트레스를 유발하는 원인들

사람은 수많은 기억들을 품고 살아간다. 과거에 겪었던 일들을 현재의 식에서 기억하는 것이 있고 기억나지 않는 것들은 주로 잠재의식에 저장된다. 한 사람의 정체성이란 곧 그 사람만의 개인적이고 독특한 '기억'에 있다고 해도 과언이 아닐 것이다. 여기서는 스트레스를 다루고 있으므로 주로 부정적인 기억에 대해 살펴보자.

✳ 과거의 경험이 현재의식과 잠재의식에 축적

(기억나는 것과 기억나지 않는 것)

● 생존에 위협이 될 만한 사건으로 충격, 놀람, 공포, 슬픔 등

● 내가 다른 존재에게 했던 잘못된 말과 행동을 반성과 책임 없이 지나치

고 정당화하며 얼버무림

- 타인이 내게 한 잘못된 행동이나 말을 이해하거나 용서하지 못하고 원한과 복수심으로 지님

- 부모, 가까운 친인척, 학교 교육, 사회로부터 받은 잘못된 가치관과 신념체계

  ➡ 죄 의식, 분노, 충격 자체의 고통과 함께 과거를 잘못 해석

  (생존본능인 자기 중심성과 잘못된 가치관으로 사건을 해석)

  → 자기 중심적인 생각으로 사건을 왜곡

  → 자신에게 불리한 것은 삭제

  → 모든 일들 즉 타인과 사회의 일들까지 자기가 겪은 경험으로 일반화

  ➡ 과거의 기억에서 벗어나지 못함(현재를 있는 그대로 보지 못함)

  ➡ 현재에 특정한 사건과 조건이 생기면 과거의 기억으로부터 현재를 해석하며 불쾌한 감정이나 기쁜 감정 등을 유발

  → 감정 뇌인 대뇌 변연계에 전달되어 정신, 신체적 증상으로 발현

이러한 상태에 덧붙여 다음과 같은 과정이 진행된다.

  ➡ 미래에 대한 지나친 기대(자신과 타인, 세상에 대한 이해 없이 지나친 욕심을 부림), 혹은 미래에 대한 목표 상실(자포자기)

  → 결국 스트레스의 악순환, 과거와 미래에 얽매임

이러한 과거, 현재, 미래의 시공간과 의식에 대한 이해의 부족, 즉 무지가 스트레스를 낳는다.

✽ 잘못된 가치관으로 질병과 스트레스 유발

잘못된 가치관이 스트레스를 부를 수 있다는 것은 자명한 일이다. 잘못된 가치관이란 치유에 도움이 되지 않는 실제와 다른 가치관이다. 다음과 같은 생각들이 그 대표적인 예다.

- 몸과 마음은 분리되어 있다.

- 몸은 단순한 기계이므로 우리는 생각할 줄 아는 기계일 뿐이다.

- 모든 인간과 존재들은 따로 떨어진 독자적 존재다.

- 시간은 우리와는 별개로 흘러가며 우리는 시간에 종속된 존재다.

- 질병과 노화는 반드시 일어나며 죽음은 필연이다.

- 우리는 그저 물질적 존재다.

이러한 세계관을 물질 위주의 세계관, 객관적 세계관, 분리적 세계관이라 한다. 이러한 세계관을 받아들일 때 몸이 아프면 그 원인을 올바로 파악하지 못하고 곧바로 약을 먹어버린다. 그러면 머지 않아 병은 다시 재발하게 되고 또 약을 먹는 일이 계속 반복되는 것이다. 이러한 세계관으로는 스트레스와 몸, 마음과 질병의 상관관계를 설명할 수 없다. 그런 생각을 가지면 자신의 문제, 자신의 질병에 책임을 지지 않는다. 약만 먹으면 그만이고 왜 아픈지, 질병을 치유할 수 있는지에 대한 확신이 없다면 질병이 반복되는 악순환을 멈출 수 없다.

또한 이러한 사고방식은 세상에 대한 희생물로서, 또한 던져진 존재로서 우리 자신을 바라보게 한다. 그렇게 되면 어쩔 수 없다는 무력한 사고와 두려움을 가지게 되어 우리가 삶 곧 몸과 마음의 주인이 아니라 삶과 세상의 종속물과 희생물이라는 생각으로 자신을 바라보게 되는 것이다. 이러한 사고는 동시에 스트레스를 적절히 극복할 수 없게 만든다. 결국 만성병이나 난치병에 걸렸을 때 분노와 절망을 느끼면서 체념하거나 기존 의료에 종속되어 자기가 없는 기계적 치료의 노예가 되면서 결국 질병의 고통과 죽음에서 벗어나지 못하는 것이다.

✳ 실제에 맞는 건강한 가치관

위와는 반대로 실제에 맞는 건강한 가치관이란 다음과 같은 생각들이다.

- **몸과 마음은 분리되어 있지 않고 본래 하나다.** 질병의 원인이 마음에서 올 수 있다는 것을 알고 자신을 돌아봄으로써 질병을 치유할 뿐 아니라(자연치유) 자신과 세상에 대한 지혜가 생김으로써 심신의 면역력이 더욱 증가하고 많은 문제를 해결할 수 있는 힘이 생긴다.

- **보다 즐겁고 활기차게 삶을 살 수 있다.** 병이 생긴 핵심 원인을 파악하여 근본 치유를 할 수 있다. 스트레스성질환과 같은 심인성질환, 화병뿐 아니라 설명할 수 없는 많은 난치병과 성인병을 치유할 수 있다.

- **몸은 기계가 아니라 움직이는 생명체로서 이 세상의 모든 존재들과 유기적으로 연결되어 있다.** 나의 몸은 나홀로 단절되어 있지 않고 다른 모든 것과 본래 하나로 연결되어 있다. 그렇기 때문에 타인, 다른 생명들, 지구상의 모든 문제, 이 사회의 모든 문제들이 우리의 질병과 건강에 절대적으

로 영향을 미칠 수 있고 우리 역시 이 세상에 영향을 미친다. 자연과 세상
에 대한 연민을 가지고 더 나은 세상을 향해 노력하게 된다.

- **우리 몸은 단순한 기계가 아니라 모든 생명의 일부분이고 하나이며 에
너지와 정보를 담고 있는 에너지, 정보의 장場이다.** 그러므로 에너지와 정
보에 따라 우리의 몸은 새로이 만들 수 있다. 생각만 바뀌어도 순간에 낫
는 체험을 할 수 있는 것이다.

- **시간은 주관적인 것이다.** 우리는 과거, 현재, 미래로 흐르는 시간의 흐
름 속에 종속된 존재가 아니다. 우리는 우리의 의식차원을 시간이 없는 무
시간의 상태로 바꿀 수도 있고 시간의 길이를 변화시킬 수도 있는 의식적
인 존재다. 이러한 사고방식의 결과 그에 합당한 삶의 실천을 통해 삶의
본질을 꿰뚫을 수 있는 지혜가 생긴다. 시공간에 매이지 않는다.

- **우리는 물질적 존재가 아니라 영적이고 정신적인 존재다.** 우리는 우리
몸과 정신의 주인으로서 몸을 바라보고 세계를 바라본다. 우리는 우리 심
신의 건강과 질병에 대해서 책임 있는 존재다. 우리의 건강과 질병은 우리
선택의 결과다.

- **질병과 노화는 필연이 아니라 시간에 대해 지배력을 가지면 극복할 수
있는 문제다.** 질병과 노화는 의식에 있고 전통적으로 수많은 성인들이 그
것을 입증한다. 종교가 있건 없건, 어떤 종교를 가졌느냐가 중요한 것이
아니라 그들의 인간에 대한 깊은 통찰과 삶의 방식이 그것을 증명하는 것
이다.

- **생각을 바꾸고 삶의 방식을 바꾸면 언제든 가능한 일이다.**

자기의 힘으로는 질병이나 나쁜 사건을 어쩔 수 없었다는 수동적인 관점(희생자의 관점)을 가지고 두려움 속에 살며 다음 세대의 주인인 아이들에게 이런 관점을 의식적으로나 무의식적으로 심어준다면 아이들 역시 성장과정에서나 기성세대가 되었을 때 질병에 대해 무력한 채 약만 먹으며 적극적인 노력을 하지 않고 두려움 속에 살 수밖에 없을 것이다.

질병뿐 아니라 매사가 마찬가지다. 삶 속에서 창조적이고 진취적인 사고를 가지고 사는 것보다 두려움을 가지고 매사에 임하며 사회의 가치관에 종속된 존재로서 살아가게 될 것이다. 아이를 대하는 부모들과 어른들의 모습을 보면 대부분 이러한 두려움을 기반으로 교육을 시키며 사회에 적응시키려 하기 때문에 전체적인 존재이며 주체적인 존재로서가 아니라 단절되고 경쟁적인 인간으로서 살아갈 수밖에 없겠다는 생각이 든다.

아이들에게는 에디슨 유전자가 있는데 유아기와 성장기 때, 두뇌가 발달할 시기에 부모와 사회의 가치관과 두려움을 주입시키거나 강제할 때는 전두엽 또는 전전두엽의 발달이 억제되고 파충류 뇌인 뇌간의 발달이 우세해진다는 보고가 있다. 즉 두뇌, 의식, 감성을 통합적으로 이용하는 지혜(조화롭고 창조적인 인간)보다 생존하기 위해 권위에 충실한 경직된 인간이 된다는 것이다. 결국 그렇게 성장한 아이들이 성인이 되어 이 사회를 딱딱하게 이끌고 물질적이며 권위적인 사회를 만들며 자신의 아이들 역시 계속 그렇게 교육시키게 되는 것이다. 악순환의 고리인 것이다.

　모든 존재가 에너지와 정보로서 하나로 연결되어 있고 서로에게 깊이 영향을 주고 살아간다는 것을 이해한다면 그렇게 물질적이고 권위적이며 경쟁적인 삶을 강요하지는 않을 것이다. 물론 좋은 경쟁은 필요하지만 타인 위에 군림하며 더 많은 것을 가지려 하는 이기적인 행위는 하지 않을 것이다. 그것은 먼저 자신에게 엄청난 스트레스로 다가올 것이고 타인에게도 역시 마찬가지다.

　정신적인 스트레스와 질병은 의식의 문제에만 있는 것이 아니라 음식에도 큰 원인이 있다. 지나친 칼로리의 섭취, 즉 과잉 에너지와 환경오염으로 인한 독소가 그것이다. 이것 역시 정신적인 문제와 더불어 육체적으로도 심각한 문제가 되므로 뒷장에서 상세히 다룰까 한다.

　스트레스의 원인은 정신적이고 물질적인 모든 차원에서 일어난다. 영, 심, 신이 본래 하나이지만 영혼은 영혼의 양식으로, 마음의 편안함은 마음의 법칙에 맞게, 몸은 육신과 물질의 원리에 따라 다스리되 그것들이 모두 하나로 연결되어 있으므로 늘 깨어 있는 지혜로 통찰해야 하는 것이다. 우리는 참으로 열려 있어야 한다. 폐쇄적이고 경직되어서는 문제의 핵심을 볼 수 없고 고통과 질병 속에서 다람쥐 쳇바퀴 도는 삶을 살 수밖에 없을 것이다.

05 내 몸을 되살리는 스트레스 해소법

사람은 이 세상에 나면서부터 스트레스를 받는다 해도 과언이 아니다. 그러나 극복할 만한 것이 있고 극복하기 힘든 것도 있게 마련이다. 어려움을 어떻게 이해하고 나아가느냐에 따라 질병과 고통 속에서 사느냐, 삶을 깊이 이해하고 평안하고 충만한 삶을 사느냐가 결정될 것이다.

스트레스는 모든 사람이 다 다르므로 그 해소와 해결책 역시 사람마다 다를 것이다. 그러므로 한 가지 방법으로 모든 사람의 문제를 해결할 수는 없을 것이다. 많은 방법이 있겠지만 여기서는 필자가 도움을 받았던 방법들을 언급할 것이고 이 방법들은 누가 하더라도 도움이 될 수 있고 타당하다고 생각되므로 지면을 빌려 전할까 한다.

추상적이거나 비현실적이라 여겨지는 부분도 있을 것이다. 그러나 그것은 받아들이는 사람의 몫이다. 자신에게 적용할 수 있는 것만 받아들이면 될 것이다.

스트레스 해소법 ① **목표가 있는 삶, 깨어 있는 삶을 살자**

목표 있는 삶이 그 자체로서 스트레스인 경우도 있지만 내게는 스트레스를 이기는 가장 강력한 방법이다. 목표 없는 삶은 내게는 죽음과 마찬가지다. 최근 몇년 간 목표를 세워놓고도 현실적인 문제에만 매몰되어 살았는데 그때부터 영적, 정신적, 육체적으로 엄청난 시련을 겪었다. 마치 죽어가고 있다고 해야 할까? 20대 초반부터 내가 태어난 삶의 의미와 목표는 무엇일까를 치열하게 고민하면서 나의 길을 알게 되었고 그것을 위해 살아왔지만 최근 몇년 동안은 그것을 놓고서 살 수밖에 없는 개인적인 문제에 직면하면서 엄청난 심리적 고통을 겪었다. 그런 과정에서 몸의 건강도 많이 상할 수밖에 없었다.

지금은 다시 나의 길을 가기 위해 노력하고 있고 이 글을 쓰고 있다는 자체가 참으로 행복하다. 이 길은 나의 길 위에 있는 것이다. 이 책을 쓰기 시작하면서부터 치유력이 발동되고 치유를 위한 약도 크게 도움이 되었다. 내 몸의 치유력이 발동되지 않으면 약도 아무 소용 없다는 것을 안다. 목표 있는 삶이란 내가 진정으로 하고 싶은 일이기도 하다. 하기 싫은 것은 제대로 해낼 수가 없다. 내가 재미있어 하고 나이기 때문에 할 수 있는 일이 반드시 있다. 그것을 찾아서 하는 것!

질병이 와도 해야 할 나만의 일 때문에 질병이 오래 머물 수 없다. 내 안의 치유력이 내가 살아갈 이유를 알고 있기 때문이다. 내 몸은 겉으로 드러난 생각보다 내 마음을 더 잘 안다. 마음으로 즐거워하고 기뻐한다면 그것을 받아들이고 치유력이 작동하는 것이다. 살아갈 이유를 찾아라. 살아야 할 이유를 진정으로 알고 정말 살아야 한다면 그것이 곧 건강과 삶이며 생명력이다. 노파심에서 하는 말이지만 내 삶의 목표가 나 자신의 성장과 타인을 위해서 도움이 되는 것일 때라야 자연치유력이 발동할 것이다. 내 밑바닥의 의식은 모든 존재가 하나라는 것을 알고 있기 때문이다.

삶의 목표가 없는 사람은 건강해도 건강의 의미를 모를 뿐 아니라 질병이 오면 그대로 주저앉아 버린다. 삶의 목표가 없이 스스로 건강하다는 사람의 건강비법을 들은 적이 있다. 사슴피나 달팽이를 늘 먹는다고 한다. 또한 좋다는 것은 다 한다는 것이다. 진정 건강하게 사는 사람은 그런 것을 찾으러 다니지 않는다. 건강한 삶을 살며 자신이 가야 할 길에 몰입하며 사는 것이다. 몰입하여 살면 시간이 멈춘다. 그 속에 노화의 비밀이 있는 것이다. 건강하게 '사는 것'이지 동물의 피나 먹고 정력제나 보양제를 찾지 않는다. 삶의 목표가 없이 건강을 좇는 사람치고 몸과 마음이 건강한 사람을 본 적이 없다. 진정 건강한 삶을 살려면 우선 내가 가장 하고 싶은 것이 무엇인지를 찾고 그 일을 열심히 해보라. 건강하며 지혜로운 삶이 열릴 것이다.

그리고 조급해 하지 않는 것! 즉 깨어 있는 생활을 해야 한다. 아무리 목표를 가지고 생활해도 조급한 마음으로 성급히 생각하고 행동한다면 오히려 엄청난 스트레스가 가중될 것이다. 과거는 이미 지났고 미래는 오지 않았으며 살아 있고 주어진 것은 오직 현재뿐이라는 사실을 깊이 깨닫고 깨어 있는 마음과 감사하는 마음으로 목표를 향해 한 걸음씩 내딛을 때 진정한 평안과 기쁨, 성취를 맛볼 수 있을 것이다.

———

* **도움이 될 만한 책** : 《죽음의 수용소에서》, 빅터 프랭클— '로고 테라피' (의미 치료)의 배경과 내용

스트레스 해소법 ② 경전과 현대과학의 이해

20대 초반부터 도교, 불교, 기독교의 경전들을 접하면서 다람쥐 쳇바퀴 도는 삶에서 벗어날 수 있다는 생각에 얼마나 설레었는지 모른다. 그전에는 인간의 삶이 마치 기계나 동물과 다를 바 없다는 생각에 괴로웠다. 늘상 살아가는 삶이 이렇게 무의미하고 허무한 것인가라는 생각 끝에 세상과 삶을 이해하려고 나름대로 고민하면서 경전을 접하기 시작했다. 경전들은 참으로 내 삶의 고통을 근원적으로 해결할 수 있을 것 같은 희망에 부풀게 했고 그렇게 접한 경전들로 내 삶은 좀더 확장될 수 있었던 것 같다. 경전을 통해 좀더 큰 관점과 근원적인 관점이 무엇일까를 고민하게 되었고 모든 스트레스와 고통에 대한 의식적인 차원에서의 이해를 시작하게 되었다. 아직까지도 많은 스트레스 속에 살지만 그럼에도 불구하고 경전은 내게 많은 도움이 되었으며 삶을 새로운 각도에서 볼 수 있는 여유를 가지게 해 주었다.

경전을 접하면서 보았던 현대물리학과 양자의학, 양자역학은 경전을 좀 더 깊이 이해하고 건강과 질병에 대해서 의식이 어떻게 얼마나 관여

되고 영향을 미치는지에 대해 깊은 통찰을 갖게 해 주었다. 하이젠베르크의 불확정성의 원리나 보어의 상보성의 원리, 나비효과, 카오스이론 등은 의식이 시공간, 물질과 어떻게 관련되어 있는지와 사물과 육체, 인간의식이 본래 하나로 연결되어 있다는 사실을 명확히 보여주며 의식의 주체성과 함께 이 세상과 우주가 함께 공명한다는 사실을 말해준다. 또한 이것이 QRS를 도입하게 된 계기와 힘이 되기도 했다. QRS는 양자의학의 핵심적인 관점을 보여주며 몸과 마음의 심신상관적 관계를 보여주기 때문이다. 몸이 곧 마음이고 에너지이며 정보라는 것은 경전과 현대 물리학이 서로 공통적으로 하고 있는 말이다.

＊ 도움이 될 만한 책 : 《현대 물리학과 동양사상》, 프리초프 카프라

《사람은 늙지 않는다》, 디팍 초프라

《자연 치유》, 앤드류 와일

스트레스 해소법 ③ 새벽에 일어나 기도와 명상하기 & 빛과 소리 명상

최근 몇년 간 기도와 명상에 소홀하면서 많은 고통 속에 던져진 채 살았지만 20대 중반부터 30대 중반까지 기도와 명상을 하며 많은 문제들을 해결해 나가기도 하였다. 내면에 있는 치유력이 명상을 통해 활성화된다는 사실을 알고 있다. 내 몸과 마음을 들여다보며 느끼는 가운데 흐름과 함께 하는 고요를 체험할 수 있다. 참으로 편안함을 맛보는 것이다.

시간이 마치 정지한 것 같은 고요함과 충만감! 명상의 기본조건은 몸의 긴장을 최대한 이완하는 것이다. 생각의 흐름을 먼저 제어하려면 힘

들 때가 많다. 생각을 멈추려 하지 말고 몸의 긴장부터 풀면서 이완하는 작업을 하면 동시에 생각이 제어된다. 몸을 충분히 느껴야 하는 것이다. 머리부터 눈, 코, 입, 목, 어깨, 팔, 가슴, 배, 허벅지, 다리, 발, 발가락까지 긴장을 충분히 풀고 몸을 바라보고 느끼면 그때부터 편안해진다. 긴장이 이완되면 그때 몸의 치유력이 최대한 발동한다. 몸 스스로 알아서 하는 것이다. 모든 것은 흐름 속에 있기 때문이다. 고정된 것은 아무 것도 없다. 의식이 '나'라는 것을 만들어 집착하므로 고정된 것을 만들고 고통과 병을 만들어 병명을 붙인다. 병도 하나의 흐름일 뿐인데 병명을 붙여 고정불변의 것으로 만드는 것이다.

병명에 속으면 결국 병의 노예가 된다. 명상과 기도를 통해 감사와 사랑의 마음이 내 마음을 채우고 모든 존재와 하나가 되기를 염원한다. 그 마음이 곧 우주의 마음이므로 치유가 일어날 수밖에 없다. 감사와 사랑을 잃어버리면 그것이 곧 병일 것이다. 자신의 마음을 들여다보라. 내 마음에 불안과 불만이 있는지 감사와 사랑이 있는지를.

명상은 단순한 자기포기가 아니며 모든 욕심을 놓으라고 강요하는 것도 아니다. 자기를 들여다보고 불만과 부족의 원인이 있다면 그 해결 방안은 무엇일까를 깊이 고민하는 것도 명상이라 할 수 있다. 나보다 경험이 많고 존경할 만한 분의 조언을 통해서도 불만과 불안의 원인을 찾고 해결할 수 있지만 보다 근원적이고 자신만의 독특한 고뇌는 결국 자기 자신만이 해결할 수 있다. 명상은 그런 의미에서도 크게 도움이 되며 자기만의 삶을 주체적으로 살아가는 데 참으로 절실히 필요한 삶의 방법이라 생각한다.

　명상을 시작한 초기에는 긴장이 풀어지지 않아 실컷 앉아 있고 나면 오히려 어깨와 등이 무척 아프고 다리도 많이 불편했던 적이 있다. 그럴 때 큰 도움을 받은 것이 빛과 소리명상 기기였다. 뇌파를 알파파나 세타파에 맞추거나 차크라와 공명하는 파동에 맞추기, 유체이탈에 맞추기 등으로 빠른 시간 내에 긴장을 풀어 이완하면 편안함과 동시에 행복감이 밀려들기 시작한다. 그 상태가 깊어지면 몸이 사라지는 체험을 하게 되고 오직 의식만이 존재하는 지극히 고요한 상태에 도달하는 것이다.

　현대인은 수많은 정보에 휩쓸려 자신과의 만남을 갖지 못하고 있다. 몸이 고달픈 것이 아니라 먼저 마음과 정신이 고달픈 것이다. 두뇌의 휴식이 없는 사회에 살며 억압된 감정과 욕구불만을 해소하지 못하여 누적된 스트레스를 가지고 살아가는데 그것이 꿈으로도 올라오지만 해소되지 못한 스트레스는 심신을 억압하기에 이른다. 명상은 내면의 욕구불만을 흐름과 함께 정화하는 작용을 하며 빛과 소리명상은 그 상태를 빨리 유도시켜 건강한 심신이 되도록 도와주는 역할을 한다. 억압된 감정이나 풀지 못한 욕구, 외상 후 스트레스 증후군 등 앞의 스트레스의 원인에서 밝힌 잠재된 기억들이 명상이 깊어지면서 올라오는데 이런 상태를 회피하거나 다시 억압하면 그것들이 다시 내면으로 숨어 버려 심신을 억압하여 문제를 다시 반복하게 하거나 질병이 계속될 수 있다. 힘든 기억들은 올라오면 그것을 깨어 있는 의식으로 온전히 경험할 때 같은 문제로 힘들어 하거나 질병을 겪지 않게 된다. 빛과 소리명상 기기는

그것들이 좀더 빠른 시일 내에 체험될 수 있도록 도와주며 근본적인 정
화에 큰 힘이 되는 것이다.

---

* 빛과 소리 명상 사이트 안내 http://www.light-sound.co.kr

스트레스 해소법 ④ 자연과 함께 하기

일상의 스트레스는 자연을 통해 회복되는 경우가 매우 많다. 산, 하늘,
나무, 바다, 강, 호수, 흙, 꽃 등의 자연에는 고유 파동이 있는데 거기서
현대인에게 필요한 치유파동이 나온다. 자연과 대화하며 자연의 파동을
온몸으로 느끼는 사람들은 인간 고유의 삶의 방식을 알고 있으며 질병
이 없는 사람들이다. 인간 역시 자연이며 자연의 일부분이라는 것을 알
기 때문에 흐름을 이해하고 흐름 속에 살기 때문이다. 모든 질병은 흐름
이 없기 때문에 생긴다. 정신적 집착과 굳어진 사고가 딱딱하게 고착화
한 것이 질병이 되는 것이다.

자연을 느끼며 살아가는 사람들은 많은 지식이 없어도 지혜가 있어
건강이 무엇인지 삶이 무엇인지 단순하게 알아차린다. 내가 알고 있는
분들 가운데는 나무와 새, 곤충들과 대화하는 분들이 계신다. 그들은 의
식과 몸이 너무나 섬세하다 못해 투명해서 생명들에 대해 진실로 깊은
경외와 사랑으로 대한다. 모든 것에서 사랑과 감사를 느끼며 흐름에 순
응하며 사는 것이다.

현대인들은 문명이 주는 여러 혜택으로 편리한 생활을 하지만 동시에

참으로 많은 것을 잃으며 살고 있다. 자연이 그것이다. 나 또한 자연과 접하지 못해 스트레스를 풀지 못하고 힘들 때가 많다. 해야 할 일에 쫓기고 컴퓨터나 기계, 약들에 둘러싸여 정서적으로나 육체적으로 깊은 휴식을 취하지 못할 때가 많은 것이다. 20대부터 태극권을 배우러 사부님 댁에 다녔는데 태극권을 배운다는 자체도 즐겁고 뿌듯했지만 그곳이 사람이 많이 살지 않는 시골이라 가면서 만나는 나무들, 새 소리들, 저녁이 되면 뜨는 달과 별들이 심신을 더욱 맑고 활기차게 해 주는 것 같았다. 며칠에 한 번이라도 자연과 함께 하는 시간을 가지는 것만으로도 몸의 치유력과 면역력이 증가할 것이다. 일본의 가제오 메르그라는 한 소녀가 자연과 대화하면서 자연의 치유파동을 음악으로 만들었는데 그 것을 자연음악이라 한다. 들어보면 상당히 편안함을 느낄 수 있는데 스트레스 해소법으로 참 좋은 방법이다.

스트레스 해소법 ⑤ 음악으로 스트레스 풀기

필자는 어려서부터 상당히 예민한 몸과 마음을 가지고 있었기에 주변의 흐름에 민감한 반응을 보일 때가 종종 있다. 특히 음악에 대해 대단히 풍부한 감성을 보이므로 내겐 음악이 치유가 되기도 하고 독毒이 되기도 한다. 그래서 음악을 들을 때는 매우 까다롭기도 하다. 너무 시끄럽거나 말초적인 음악은 듣고 있을 때나 듣고 난 뒤에 심신이 상당히 불쾌하거나 찌뿌드드할 때가 많다. 음악에 대한 과학적 연구들에 관심을 가지면서 내가 좋아하는 음악은 식물이나 동물들이 좋아할 수밖에 없겠다는 확신이 들었다. 내가 좋아하는 음악들은 자연음악과 경락음악, 편안한 클래식, 동양음악, 파동음악 등 심신을 치유하는 음악들이 많다. 가끔 대단한 열정으로 연주한 음악들을 들으면 온몸에 활기를 주기도 하지만 음이 지나치게 폭력적인 경우는 피로를 빨리 느끼기도 한다.

모든 것이 정보와 에너지라고 할 때(우리 인체마저도 단순한 물질이 아니라 에너지이며 정보다) 정보에도 우리 심신에 도움 되는 정보가 있고 유해한 정보가 있을 것이다. 유해한 정보는 당연히 심신에 스트레스를 줄 것이다. 그렇지 않아도 정보 과다로 피곤한 현대인이 자연과 쉽게 접할 수 없다면 음악으로라도 자연에 가까운 에너지를 접하는 것이 조금이나마 심신의 긴장을 풀 수 있는 길일 것이다.

태극권을 할 때는 늘 동양음악, 특히 동양 고전음악이나 경락음악, 오행음악〔木, 火, 土, 金, 水〕, 경락을 이용한 치유음악(암, 고혈압, 당뇨, 혈액순환, 위장병 등의 질병에 도움 되는 음악들)을 들으며 하는데 태극권 자체의 치유효과와 함께 음악과 함께 함으로써 오는 상승효과도 무척 크다. 대체로 좋은 음악이 내는 파동은 일반 음악과 비교했을 때 큰 차이가 있다는 것이 과학적으로 증명되고 있다. 앞의 자연과 함께 하기에서 자연의 파동을 음악으로 만든 가제오 메르그의 자연음악에 대해 잠시 언급했지만 일본이나 유럽 등 선진국에서는 자연음악연구소가 있어 자연계가 내는 파동의 음악적 재현을 많이 연구하고 임상 사례와 과학적 효능 효과를 증명해 보이고 있다. 자연치유음악의 주요 기능과 효능 효과를 보면 다음과 같다.

＊ 치유 파동 : 치유 파동의 음악적 원리는 파동 분석 측정기를 통해 사람의 오장육부와 면역력을 데이터화하고 인체에 전사시키듯이 음악에 그 파동을 담아 질병 치유와 면역력 증진의 목적으로 이용할 수 있다는 것이다. 그런 음악들은 경락을 이용한 동양음악이나 의학자와 과학자, 음악가가 협동하여 만든 최첨단 과학 음악이라 할 수 있다. 최근에는 인간의 DNA가 내는 파동을 음악화하여 내놓은 것(시퀀시아)도 있으며, 그런 음악으로 명상상태에 들고 단시간에 깊은 이완과 평화를 경험하기도 한다. 숙면, 피부질환, 변비, 고혈압 등 신경과 스트레스성 질병 완화에 이용된다.

＊ 1/f 자연 치유 리듬 : 앞의 자연음악에서처럼 자연이 내는 고유의 소리와 움직임, 자연의 파동을 클래식이나 기타 편안한 음악에 삽입하여 더욱 편안하게 음악을 들을 수 있도록 하거나 자연의 파동 자체를 들을 수 있게 한 것들이 나오고 있다.

＊ 슈먼 레저넌스 : 슈먼 레저넌스(Schumann Resonance)란 쉽게 말하자면 지구의 고유 파동인데 7.8Hz(7~13Hz)이며 지구에 살아가는 사람의 뇌파도 이에 공명(Resonance)한다는 것이다. 독일의 물리학자인 슈먼에 의하여 처음으로 밝혀진 지구 고유의 특성 중 하나다. 이러한 뇌파의 공명으로 몸에 좋은 알파파를 생성시키지만 주위의 소음이나 생활 속의 전자파, 수맥, 스트레스 등으로 인해 이 파장이 인체에 전달되지 못한다

고 한다.

　슈먼 레저넌스의 파동이 입력된 음악을 들으면 뇌가 알파파의 상태로 휴식하면서 자율신경의 긴장을 이완시키며 교란된 신경을 회복시킨다.

＊ 뇌파(Brain Wave) - 알파파, 세타파의 촉진 : 일상의 활동 상태와 잡념에 빠져 있을 때에는 주로 베타파가 방출되는데 이런 상태가 지속되면 늘 긴장상태가 이어지게 된다. 반대로 긴장이 이완되어 있거나 휴식할 때 또는 고도의 집중상태에 있을 때에는 알파파와 세타파가 발생하는데 그때는 잡념 없는 몰입과 또렷하고 깨어 있는 현재의식으로 문제해결의 통찰력이 생기며 시간이 정지한 것 같은 깊은 평안함도 느껴진다. 그래서 명상에 들어갈 때나 집중을 요하는 작업을 할 때 이런 명상음악이나 알파파 유도 음악을 이용하기도 하는데 짧은 시간에 최대의 효과를 얻어 낼 때가 많다.

　나는 10여 년 전에 MC스퀘어를 구입하고 5년 전에는 메가 플러스라는 명상 기기를 구입하여 이용해 보았는데 휴식과 불면, 명상에 큰 도움을 받았다. 뇌파에 따라 심리 상태와 동시에 몸의 상태가 변하는 것을 느낄 수 있으니 충분히 이용해 볼 만하다고 생각한다.

＊ 서브리미널 효과 : 서브리미널(subliminal)이란 ‘잠재의식의’, ‘무의식적인’, ‘식역하識閾下의’ 라는 뜻을 가진다. 인간의 표면의식은 실제 의식의 5% 내지 10%이고 나머지는 무의식 또는 잠재의식적인 행위와

말을 한다는 것이다.

인간이 스스로 인지하지 못하고 있는 이 잠재의식에 계속 특수한 메시지를 암시적으로 불어넣어(당연히 좋은 메시지다) 긴장 이완과 더불어 치료를 위한 힘을 강화시켜 주는 것이 이 효과라 할 수 있다. 지금은 광고에 이용하기도 하고 학습과 습관 교정, 중독 치료에 이용되기도 한다.

이러한 음악의 치유 효과는 말로 이루 다 하기 어려울 것이다. 아이들을 위한 모차르트 효과나 태교를 위한 음악 등 오랫동안 이용되어 오던 것들은 물론이고 요즘에는 이를 과학적으로 이용하여 치유를 위해 적극적으로 도입하고 있다. 암이나 우울증의 치료에 음악을 이용한 사례나 음악요법으로 인한 동식물의 성장 촉진, 운동선수들의 정신력 강화, 학습 능률 향상 등 음악을 통한 많은 임상 사례들이 있다.

기분 전환을 위해 음악을 이용할 때는 처음부터 너무 밝고 즐거운 음악이나 너무 처지는 곡보다 먼저 자기 기분에 알맞는 곡을 들으면서 차츰 지향하는 목적에 따라 바꿔가는 것이 좋다. 맨 처음에 현재의 자기 기분에 맞는 곡을 듣는다는 것은 음악요법의 키 포인트다. 우리의 정신은 자신과 상반된 음악을 처음부터 받아들이지 못하는 것이다. 오히려 마음이 닫힐 수 있으니 현재 자신의 상태를 인정하고 받아들이면서 서서히 진행하는 방법이 기분 전환에 큰 효과를 기대할 수 있다. 그래야 도파민이나 세로토닌과 같은 뇌내 호르몬이 분비되어 행복감을 주고 편안한 휴식을 선사하기 때문이다.

음악에도 각자의 취향이 있을 것이다. 자연음악과 같은 치유음악보다 트로트나 가요, 팝송 등을 좋아하는 사람들도 많을 것이다. 어느 것이나 좋다고 생각한다. 단 치유를 위해서는 가사가 폭력적이거나 비관적인 것이나 너무 불협화음이 많은 랩이나 펑크, 헤비메탈 같은 음악은 도움이 되지 않는다. 그것은 이미 실험으로 입증이 된 것이기도 하다.

나는 음악의 치유효과에 대해 믿고 또 알고 있다. 그리고 확신한다. 그래서 이런 좋은 음악들을 늘 가까이 두고 이용하고 있으며 약국에 자주 틀어 놓고 있다. 여행갈 때나 홀로 있을 때, 명상할 때 등 거의 늘 이용하고 있다. 이 책을 접한 분들도 음악을 자주 이용하지 않았다면 이것을 계기로 음악을 좀 더 가까이, 자주 대하길 바란다.

스트레스 해소법 ⑥ 자신의 기질을 받아들이고 세상을 이해하기 위한 천문해석(Astrology)

천문해석을 접하면서 나의 모습들을 보다 입체적으로 볼 수 있었다. '나' 란 여러 겹의 나라고 할 수 있다. 인간의 보편적인 모습이 있지만 모든 사람이 다 똑같지 않다. 생각, 외모, 태도, 말씨, 자라온 환경 등 각자를 이루는 것은 하나도 같은 것이 없다. 그야말로 이 우주에 유일무이한 것이다. 이런 독특한 '나' 라는 존재는 과연 어떤 사람인가에 대해서 우리는 상대적으로 이해할 수 있다. 나와 나, 나와 타인, 나와 세상…

나는 그저 단편적인 나가 아니라 겉으로 보이는 모든 것에 대한 나인 것이다. 또한 보이지 않는 것에 대한 나이기도 하다. 자기를 정확하게 알수록 삶이 덜 고달파지고 고달파도 견딜 수 있다. 나는 그렇게 생각한다. 알 수 있으므로 타인과의 관계도 견딜 수 있고 그걸 넘어 이해하고 받아들이게 된다. 세상도 마찬가지다.

스트레스는 결국 몰라서 생기는 것이다. 나는 왜 이럴까? 저 사람은 왜 이럴까? 사회는 왜 이럴까? 모르면 이해할 수 없다. 물론 모든 것을 다 알 수는 없다. 그러나 오랜 시간을 거쳐 검증된 학문인 천문해석(Astrology)을 통한 이해는 삶의 지혜로 가는 길이 될 수 있고 받아들임을 통한 편안함에 이르게도 될 수 있는 것이다. 천문해석을 공부하면서 나 자신의 장점과 단점을 좀 더 깊이 알게 되었으며 그러므로 나 자신을 더욱 깊이 체험할 수 있었다.

나 자신의 기질을 보면, 나이기 때문에 가야 할 길을 끝까지 가고자 하는 사람이지만 한편으로 희생하려는 면이 있고 상반되고 모순적인 경향성 때문에 자신과 타인과의 문제가 상충할 때는 굉장한 갈등을 경험하기도 한다. 이러한 모습으로 인해 스스로 힘들면서 타인까지 힘들게 한 경우가 종종 있다. 자신의 긍정적이거나 부정적인 모습들을 물에 적시듯 흠뻑 체험한다는 것은 참으로 많은 것을 느끼게 해 준다.

지혜로운 사람들은 의식으로 깊이 이해하고 안 것만으로 체험이 끝날 수도 있겠지만 나는 그렇지 못했고 스스로 모든 것을 체험하기를 바랐다. 나로 인해 혹 괴로움을 당했거나 피해를 입은 분이 있다면 지면을 통해서나마 깊이 사과드린다.

나는 나 스스로도 제어하기 힘든, 좋은 말로 자유분방한 사람이라 사회에 전적으로 순응하지 못할 때가 많다. 또 혁명적인 기운이 강한 탓에 사람들이 나를 이해하지 못할 때가 많다. 이전에는 그것을 답답하게 생각했고 엄청난 스트레스로 여겼다. 전통과 인습을 구분하며 현재와 의식 사이에 불필요하다고 생각하는 부분에 대해서는 상당히 비판적이었기 때문에 소위 안정을 추구하는 사람이 보기에는 지나친 면이 없지 않은 것이다.

천문해석으로 인해 나 자신의 모습과 다양한 사람들의 모습을 보다 객관적으로 대하면서 나와 상대를 더 깊이 이해하게 되었다. 안정을 추구하는 사람, 혁명가적 기질, 감성적인 사람, 이성적인 사람, 명예에 대해 유별나게 관심이 많으며 그것을 추구하는 사람과 명예보다 생활에 충실하며 주어진 울타리를 지키는 사람들, 모성애나 부성애가 강한 사람과 그렇지 못한 사람, 내면에 충실한 사람, 외면에 집착이 많은 사람, 형이상학적인 사람, 형이하학적인 사람, 통이 큰 사람, 통이 작은 사람, 이 생에 해야 할 일에 몰입하며 사는 사람, 지나간 삶에 미련을 두는 경향이 있는 사람, 파트너와 잘 지낼 사람, 사람들과 힘들게 지낼 사람 등 모두가 나 자신을 체험하는 데 도움이 되었다.

한편으로는 천문해석을 통해 상황을 억지로 정당화시킨 면도 없진 않았지만 그런 과정 역시 의미가 있었다고 생각한다. 인간의 경향성을 끝까지 체험한다는 것은 힘든 일이기도 하지만 용기 있는 일이기도 하다. 그 속에서 자기만의 삶과 핵심을 느끼는 것이다. 우매한 자는 별의 지배를 받고 지혜로운 자는 별을 지배한다는 말이 있다. 자신을 깊이 알고 나아갈 때 별을 지배하며 살아갈 것이다. 그것은 곧 스트레스를 극복한 삶일 것이다.

하늘의 뜻이 땅에서 이루어진다는 말이 있다. 하늘의 별들과 해와 달, 이런 천체의 흐름과 인간, 인간 세상이 결코 다르지 않다. 똑같은 시간은 존재하지 않고 늘 흘러가는 것이라는 사실을 천문을 통해 알게 된다. 황도 12궁의 별자리들과 태양계의 행성들이 펼치는 우주와 삶의 공명과 흐름 속 리듬을 이해하게 된다. 나 자신의 경향성, 추구하는 바, 이 생의 운명, 질병의 종류, 타인과의 관계성, 이 사회의 거시적 측면에서의 특징들 등이 그것이다. 그렇게 되면 내가 행하는 모든 행위에 대해 지나친 자책을 하지 않고 또한 타인이나 사회에 대해서 반감을 가지기보다는 이해하는 도구가 되므로 함께 살 수 있는 길을 모색하며 쓸데없고 유해한 생각에 깊이 빠지지 않게 된다. 물론 끈질긴 경향성과 고약한 습관을 늘 반복하면서 괴로울 때는 어쩔 수 없지만 언젠가는 충분히 극복하리라는 것을 알고 있다.

모든 사람이 다 천문해석이나 사주 같은 운명학을 공부해야 한다고 생각하지는 않는다. 그러나 어떤 방식이든 자신을 깊이 이해하는 자가 남을 이해한다는 대전제는 변할 수 없으므로 그것이 무엇이 되었든 자기를 이해하기 위해 모든 노력을 아끼지 않아야 한다는 것이 내 생각이다. 알고 이해하게 되면 화가 나기보다 받아들이게 된다. 물론 그것이 다가 아니라고 말할 수도 있지만 스트레스는 훨씬 줄어들 것이다.

천문해석을 통해 가족과 부부간의 화해가 더 깊어지고 자기 자리에 대해 만족해하면서 이전보다 편안해진 사람들이 내 주위에 있다. 뭔가를 자꾸 바꾸려 하기보다 먼저 깊이 이해하는 것이 얼마나 중요한지를 깨닫게 되는 것 같다.

———

*** 도움이 될 만한 책 :**《별들에게 물어 봐》, 정창영

스트레스 해소법 ⑦

올바른 종교 활동, 올바른 믿음과 이해, 진리·추구

종교생활을 제대로, 참으로 '제대로' 하는 사람치고 큰 질병과 스트레스로 고생하는 사람을 본 적이 없다. 올바른 믿음으로 부처님이나 예수님의 삶과 말씀의 의미를 탐구하며 기도하는 사람이라면 질병이 생길 리도 만무하지만 질병이 생겨도 그에게는 그것이 지혜를 열게 해 주는 성장의 기회이며 체험이라는 사실을 알기에 질병이 생기면 정직하고 겸허하게 자기를 돌아보고 무엇이 문제인가를 반성하며 휴식할 줄 아는 것이다.

경전이나 기도를 통한 말씀을 이해하면 그 속에 치유의 의미가 온전히 담겨 있다. 질병은 여러 의미가 있을 수 있다. 올바른 종교인이라면 경전과 말씀을 통해 질병이 실현되지 못한 좌절이나 생활습관의 이상, 정직하지 못한 마음, 심신의 고통 등의 상태임을 깨달을 수 있는 지혜를 얻는 것이다.

종교생활을 열심히 하면서 진리는 무엇인가를 탐구하며 살 때는 참으

로 편안함을 느꼈다. 그 안에는 항상 궁금해하던 사람 사는 원리며 건강의 원리가 들어 있었기 때문에 많은 것을 배우며 어려움 속에서도 이겨내는 힘을 얻었던 것이다.

종교의 힘이란 참으로 대단한 것이어서 많은 문제점들을 진리에 맡기면서 지혜와 안식을 얻게 된다. 경전의 내용들을 입체적으로 이해하고 알기 위해서는 단순히 교조적인 입장이 아니라 말씀을 삶 속에서 체험하고 어려움 가운데 적용하는 지혜가 있어야 한다. 특별히 어떤 종교이어야 한다고 생각하지 않는다. 각자의 특성에 맞는 종교가 따로 있기 때문이다. 다만 보편적 원리를 담고 있어야 한다. 보편적 진리를 마치 자신이 처음 깨달은 것처럼 하거나 자신이 최고라고 한다면 그것은 사이비일 확률이 높다. 종교 자체는 사이비가 아니더라도 자기 종교를 최고라고 믿는다면 그것은 종교를 잘못 믿고 있는 것이다.

나의 가족들은 무척 종교적이어서 타인들과 더불어 살 줄 알고 선하게 살아왔다. 아플 때도 있지만 기도와 믿음을 통해 어려움을 이겨나가는 모습을 지켜볼 때가 많다. 가족뿐 아니라 주변의 존경하는 분들은 진정 종교인의 참모습을 보여 주시고 삶에서 맹목적인 믿음을 경계하고 지혜와 체험으로, 삶 자체로 보여주고 계시다. 경전이라도 맹종하지 않고 철저히 깨어 있는 정신으로 자기 것으로 만들어 살므로 살아 있는 삶을 사는 것이다.

경전과 말씀의 의미를 깊이 이해하는 종교인이 된다면 질병과 스트레스에 대해서도 큰 힘을 얻을 것이고 기적을 체험할 수도 있을 것이다.

특정 종교가 없더라도 진리는 무엇일까를 깊이 탐구한다면 역시 마찬가지의 편안함과 지혜를 얻게 되리라 생각한다.

스트레스의 원인에서 인간의 자기 중심성에 대해 언급한 부분이 있었다. 불교의 심층심리인 유식학에서 인간의 의식구조를 다루는데 인간에게는 5의식(안眼, 이耳, 비鼻, 설舌, 신身)과 6의식, 7식인 말라식, 8식 아뢰야식이 있다고 한다. 보고 느끼고 맛보고 냄새 맡고 하는 등의 작용에도 의식이 작동하는데 여기에서는 말라식, 즉 자기 중심성을 얘기하고자 한다. 이 자기 중심성으로 인해 이기적인 생각, 자기 중심적인 생존본능이 작동한다고 보는 것이다. 나는 이것을 늘 느끼고 있다. 나 중심적인 사고와 행위를 보고 있으며 타인을 위한다는 생각 속에서도 나 자신을 위한 만족감을 보는 것이다.

나는 사람들을 상담하면서 이런 자기 중심성 때문에 괴로워하는 사람들을 무척 많이 만났다. 특히 한국의 여성들과 남성들은 전통이라는 이름 하에 개인의 희생을 강요하면서 책임을 부과하거나 더 나아가 개성대로 사는 삶을 좋지 않게 보는 경향이 있는 것 같다. 많은 사람들이 이런 생각으로 인해 엄청난 스트레스를 받으며 살고 있는 것을 목격한다. 내가 여기서 말하고자 하는 것은 인간의 표면 의식 이면에 있는 자기 중심성을 이해하고 인정했으면 하는 것이다. 이 자기 중심성 때문에 문제가 생기기도 하지만 그것이 있으므로 나름대로 생명을 유지하며 살아갈 수 있는 것이다.

자신과 인간에 대해 깊이 깨달은 존재는 이 탁한 말라식이 없어지거나 변화한다고 하는데 그러므로 모든 존재에 대해 사랑이 생기는 것이리라. 그렇게 되기까지 우리 자신을 깊이 인정하고 그것으로 인해 지나치게 얽매이거나 자기를 비하할 필요가 없는 것이다. 이해하고 알 때 이런 자신을 온전히 바라보게 되고 포용할 수 있는 단초가 된다. 이 말은 곧 내가 소중함을 알면 타인도 똑같이 소중하다는 것을 알게 되고 그렇게 되면 타인의 희생을 강요하거나 나만 소중하다는 생각을 동시에 놓을 수 있게 된다는 뜻이다.

자신을 위한 삶을 산다는 것에 대해 확신을 가지며 또한 책임감을 강요하는 사람들을 비난하기보다 그러한 것이 기질적 성향과 살아온 환경에서 올 수 있다는 것을 이해했으면 한다. 타인을 위해 산다는 생각이 오히려 자신과 타인을 더 힘들게 만들 수도 있다. 결국 자신의 삶을 잘 꾸려 나가는 사람이 타인에게 도움이 된다. 나와 남이 동시에 행복할 수는 없을까를 진정으로 고민하는 가운데 지혜가 생길 것이다. 어느 누구의 희생도 또한 책임 회피도 부적절하다고 생각한다. 어려울 수 있지만 이것은 참으로 깊이 생각해야 하는 문제라고 본다.

앞에서 자기 중심성으로 사건을 왜곡하거나 자기에게 불리한 것은 삭제, 자신의 경험이 모든 것인 양 일반화한다고 했다. 자신의 이런 모습을 깊이 인정하면 그런 모습을 비난하기보다 받아들이면서 오히려 비난으로 인한 쓸데없는 에너지 소모 없이 깨어 있을 수 있으며 그런 태도들이 나타나기 이전에 자신을 지켜보며 살필 수 있을 것이다. 이런 자신에 대한 통제력이 강화되면 자연스럽게 타인에 대한 이해가 더욱 깊어지는 것을 느낄 수 있을 것이다. 이런 과정은 스트레스를 푸는 데 굉장한 힘이 되기도 한다. 설사 화가 나서 힘들고 괴로워도 그럴 수밖에 없는 자신과 사람들을 이해하게 되는 것이다.

나는 성경의 '전도서'를 마음으로 와 닿는, 인간의 삶과 세상에 대해 깊은 깨달음을 주는 경전 중의 경전이라고 생각한다. 세상만사 헛된 중에 우리가 해야 할 일에 대해서 현재에 어떻게 살아야 하는지 깊이 생각하게 해 주는 지혜의 말씀으로 받아들이고 있다. 이러한 말씀의 묵상으로 인해 우리의 삶이 더욱 힘이 솟고 풍요로워지는 것이라 생각한다. 또한 종교와 경전에 대해 깊이 깨닫는 과정에서 타인의 종교에 대한 이해와 포용이 얼마나 소중한지 알게 되었고 그것이야말로 진정한 종교인의 자세라 생각하게 되었다. 종교에 메인 편협한 사고를 하는 사람 가운데 진정 건강한 사람을 보지 못했다. 예수 그리스도나 부처님의 진정한 가르침이 참으로 무엇인지 깨닫고자 하는 사람은 건강이 무엇인지 마음과 영혼의 평화가 무엇인지 알 수 있을 것이다.

스트레스 해소법 ⑧ 영화 보기

단순히 오락적인 즐거운 영화에서부터 깊은 의식세계를 담고 있는 것까지 지금은 영화의 전성시대인 것 같다. 특히 과학이 발달함에 따라 영화의 질적이고 양적인 성장과 더불어 인간에 대해 치밀하고 과감하게 다룰 수 있게 된 것 같다. 나는 영화를 통해 인간에 대해 참으로 깊이 이해하게 될 때가 많다. 단순히 웃기는 영화도 있지만 시간이 갈수록 인간의 내재된 심리와 세상의 본질, 인간의식의 성장에 대해 영화만큼 입체적이고 적나라하게 드러내는 도구도 없을 것이라는 생각이 든다.

요즘의 영화들에서 과거와 현재, 미래를 넘나드는 지혜를 발견한다. 우리의 모습들을 보고 대리만족을 느끼기도 하고 우리가 모르는 우리 자신을 접하면서 새로운 것들을 깨닫기도 한다. 심리적이면서 의식과 세상에 대해 본질적으로 다루는 영화도 있지만 좀더 가볍고 재미있는 영화들은 환자들에게 자연치유를 도와주는 도구도 될 수 있을 것이다. 실제로 미국의 한 암 환자는 웃음이 주는 효과에 대해 절대적인 믿음을 가지고 코미디 영화만을 보면서 웃다가 암을 치유한 사례가 있다. 이런 일들은 분명 충분히 일어날 수 있다. 억지로 웃는 웃음이 아니라 자연스러운 웃음으로 뇌내 치유물질이 대거 방출되면 인체의 자연치유력 즉 면역세포가 암세포 같은 변형세포들을 공격할 힘이 생기게 되고 그러면서 질병을 극복할 수 있게 될 것이다. 앞에서 말했다시피 자연치유력은 여러 면에서 발동될 수 있다.

깊이 이해하고 알면 두려움이 없으므로 당연히 이겨 낼 힘이 생기는데 모든 질병은 두려움 때문이라 해도 과언이 아니다. 두려움은 우리 인체의 면역체계를 충분히 활동하지 못하게 하기 때문이다. 자기를 알기 위한 노력들, 진실한 노력이 인간의 모든 어려움을 극복하게 만든다고 생각한다.

최근에 스티븐 스필버그 감독의 '터미널'이란 영화를 보았는데 번역가이자 천문 해석가이며 신비가인 정창영 선생님으로부터 겉으로 드러난 영화의 스토리 이면에 참으로 인생의 깊은 깨달음을 주는 메시지를 듣고 감동을 받은 적이 있다. 수많은 사람들은 무언가를 기다리면서 살아간다. 돈을 더 많이 벌기를 기다리고 더 건강해지기를 기다리고 무엇이든 더 나아지기를 기다린다. 그렇게 기다리는 동안 세월은 흐르고 설령 그 바랐던 것들을 얻는다 해도 한순간이며, 다시 또 다른 것을 바라고 기다린다. 인생의 모든 시간들을 그렇게 기다리며 살다가 어느 날 기다림 자체가 얼마나 허무하고 부질없는 것인지, 삶을 온전히 느끼고 맛보지 못하게 하는지, 수많은 시간이 기다림에 지쳐 살아온 허망한 삶이었는지 깨닫는다면 그나마 다행이리라. 미래를 기다리지 말고 현실의 주어진 많은 것들이 모두 배움 자체이며 행복 자체이며 사실 기다렸던 모든 것이라는 것을 깨닫는 순간 이미 현실에서 미래를 즐기는 것이리라. 우리에게 주어진 시간은 언제나 지금 현재인데 과거에 매여 사는 것과 미래를 기다리며 산다는 것은 무슨 의미인가? 주어진 지금 현재를 온전히 느끼고 살아갈 수 있다면 시간과 가야 할 미래는 이미 우리에게 존재하고 모든 것이 다 이루어졌음을 알게 되리라. 두려움 없이 산다는 것의 의미가 바로 그것일 것이다.

*** 감명 깊게 본 영화**: "사랑의 블랙 홀", "빅 피쉬", "13층", "라비린스", "매트릭스", "나비 효과", "리틀 부다", "콘택트", "미지와의 조우", "케이-팩스", "네버 엔딩 스토리"

스트레스 해소법 ⑨ 여행하기

나는 현실의 삶이 너무도 고달프다고 느끼면 으레 여행을 간다. 가까운 곳도 좋고 먼 곳도 좋다. 일상에서 잠시 벗어나는 것이다. 삶의 책임감에서 벗어나서 늘 생활하던 곳을 나오면 새로운 세상이 순간에 펼쳐지고 힘들고 고달픈 문제들이 객관화되며 여유가 생긴다.

대부분의 사람들은 좋을 때나 힘들 때나 떠나지 않으려 한다. 여행을 좋아하면 역마살이 있냐고 말하는 사람도 있지만 여행을 통해 마음이 커지고 문제가 적어지며 새로운 힘이 생긴다. 즉 생각의 전환이 일어난다. 왜 그렇게 힘들어 했는지 이해가 가면서 그런 자신에 대해서도, 속해 있던 상황과 상대방에 대해서도 받아들이는 마음과 함께 극복할 마음의 자세가 갖추어지고 편안해지는 것이다.

사실 모든 사람은 길 위에 있다고 해도 과언이 아니다. 왜 이 세상에 나왔는지, 어디로 가는지 아는 사람은 거의 없고 설령 안다고 하더라도 늘 같은 자리에 머물지 않는다. 자기가 속해 있는 세상만큼 모든 것은 해석하기 나름이다. 그 세상이 크면 클수록 보는 눈도 커진다. 물론 지혜로운 사람은 앉은자리에서 우주와 만날 수도 있지만 대부분은 그렇지가 못하다.

세상과 접하며 사람 사는 모습을 많이 본 사람은 이해의 수준이 틀리다. 무엇이 중요한지 어떻게 살아야 하는지 세상은 어떤지 알고 살자. 우물 안 개구리로 살지 말자. 그렇게 살아도 아무 부족함이 없다면 모르되 그렇지 않다면 우리 그릇을 키우자. 안과 밖이 조화된 삶을 살자. 내면을 느끼며 외부세계와 균형 있는 삶을 살자. 여러 번 말하지만 스트레스는 몰라서 온다. 알면 오지 않는다. 자신을 알고 타인을 아는 방법, 여행은 그러한 이해의 길이 될 수 있다. 바깥 세상으로 나가 바람을 쐬어 보라.

스트레스 해소법 ⑩ **목욕하기**

현대인에게 목욕은 중요한 건강 유지의 수단이 된다. 환경오염으로 인한 독소 누적을 음식이나 운동으로 해소할 수도 있지만 목욕으로도 상당 부분 해소되기 때문이다. 그리고 신진대사의 이상과 혈액순환 개선에 큰 효과를 볼 수 있다. 목욕 중독증인 사람도 있는데 운동 중독증과 같이 건강한 중독이라 본다. 목욕은 스트레스 해소에도 큰 도움이 되며 목욕 시 기억력에 도움을 주는 호르몬이나 수면에 도움을 주는 호르몬, 피로회복에 좋은 호르몬 등이 분비되므로 현대인들은 최소 3일에 한 번 정도는 가볍게 땀을 내는 목욕으로 심신을 이완시키며 혈액순환을 원활히 하기를 바란다.

요즘 찜질방이 각광을 받고 있는데 땀을 너무 많이, 그리고 자주 내는 것은 별로 바람직하지 못한 것 같다. 몸의 수분만 빠지는 것이 아니라 인체에 필요한 미네랄이 많이 빠져서 오히려 피로를 조장할 우려가 있기 때문이다. 땀도 색깔 없는 혈액이다. 한방에서는 땀을 진액이라 한다. 에너지 소모를 너무 많이 했을 때 흔히 "진 빠졌다"라는 말을 한다. 몸을 구성하는 영양물질의 지나친 손실을 뜻하는 말이다. 정액, 타액, 소화액, 여성의 질액(애액), 땀, 눈물, 가래, 호르몬 등 몸에서 분비되는 생리적 물질들을 모두 진액이라 하는데 땀을 너무 많이 빼면 그로 인해 우리 몸의 구조에 큰 이상이 올 수 있다. 진액의 손실〔陰虛〕로 인해 피부 노화, 골다공증, 관절염, 호르몬 이상에 의한 질병, 성욕 감퇴, 기억력 저하, 치매, 만성피로, 성장장애, 빈혈, 종양, 건선, 노화, 시력 저하, 아토피 등 신체의 많은 부분에서 노화가 빨라질 뿐 아니라 건강에 큰 이상이 생기는 것이다. 진액의 손상이 올 정도로 지나치게 땀을 빼지 않는다면 목욕은 현대인에게 필수의 건강 유지 방법이다. 좋은 물에서 여유 있게 몸을 이완시키며 몸을 쓰다듬어 주라. 몸이 얼마나 기뻐하는가를 느껴 보라.

Part 10

만성 피부질환 예방하는
생활 속의
면역 증진법

만성 난치성 피부질환은 그 사람의 심리적, 육체적 특성이 발현된 것이다. 그 특성 중에 고쳐야 할 부분이 있다면 반드시 찾아 고쳐야 하고 그것이 곧 치유로 이어진다. 그래서 평소의 마음과 평소의 생활이 중요하다. 진정한 건강은 그 속에 있다.

01 만성 피부질환·만성병 일으키는 주된 원인

스트레스가 모든 병의 근원이기는 하지만 현대인은 생활 환경 면에서도 만성 피부질환이나 만성병에 걸리기 쉬운 조건에 노출되어 있다. 여기 서는 그러한 요소들을 짚어보고 이해함으로써 위험을 피할 수 있는 방 법을 알아보고자 한다.

소리없는 위험, 유해 전자파

우리약국을 방문하는 사람들 중에는 컴퓨터 앞에 장시간 앉아 있는 젊 은이들이 많다. 그들은 하나같이 면역기능이 현저히 낮은 것을 본다. 세 포막이 지속적으로 파괴되면서 여러 가지 염증성질환과 자가면역질환 을 야기할 수 있는데 눈이 침침하고 두통이 잦고 어깨결림, 요통, 피로 감, 입이 마름, 가슴 답답, 어지럼증, 만성 피부질환 즉 알레르기, 여드름, 지루성피부염, 자가면역성 피부염 등이 나타나는 사람들이 많다. 물론 너무 장시간 앉아 있으면서 운동이 부족하면 그럴 수도 있지만 전자파의 영향도 무시하지 못할 것이다. 갈수록 폐암 환자가 늘어나는 것은 공기의 오염뿐 아니라 전자파의 영향이라는 연구결과가 있고 기를 감지하는 사람이나 기계들도 같은 의견을 내놓는다.

전자파가 무서운 이유는 아무리 적은 양이라도 평생동안 축적되며, 암이나 그 외 세포막 파괴로 인한 염증성질환과 DNA 손상은 그 총량에 비례해서 발생하기 때문이다. 전기장판, 전자레인지, X선, 컴퓨터, 송전선, 텔레비전, 휴대폰, 냉장고 등 전기를 이용한 제품과 핵발전소나 송전선 근처 등의 주거지, 잦은 X선 촬영 등은 그만큼 전자파에 노출될 확률이 높기 때문에 위험하다.

유해 전자파로부터 보호하는 방법

- 뇌내 호르몬은 새벽 2시쯤에 가장 많이 분비되며 치유작용을 한다. 그러므로 잠을 잘 때는 TV, 오디오, 컴퓨터 등 전기제품에서 멀리 떨어져 자는 것이 좋다.
- 전기장판과 컴퓨터는 전자파 차단 장치를 이용한 후 사용하자.
- 전자레인지는 되도록 짧게 이용하고 플라스틱 용기 사용을 자제하자.
- 특별하거나 적절한 이유 없이 X선 촬영을 하지 않는 것이 좋다.
- 방사선에 노출되는 직업을 피하고 자연적이거나 인공적인 방사선과 전자파가 다량 발생되는 지역(핵발전소, 핵 폐기물이 있는 곳, 송전선

부근)에서 살지 않아야 한다.

- 자외선을 너무 오랫동안 쐬지 않아야 한다. 또한 피부 보호제 즉 자외
선 차단제를 이용하는 것이 좋다.

이러한 유해 전자파는 특별한 자각증상이 없기 때문에 의식을 가지고
대처해야 하며 항산화제가 많이 함유된 음식(야채, 과일, 버섯류, 해조
류 등)과 고함량의 항산화제를 섭취할 것을 제안한다. 비타민 C, 비타민
A, 비타민 E, 셀레늄 등 항산화제를 복용하는·것이 현대인에게는 꼭 필
요하다. 항산화제는 세포막 보호작용이 강하기 때문에 암이나 그 외 염
증을 억제하며 DNA를 보호해서 여러 가지 질병을 예방하는 효과가 있
다.

나도 모르게 내 몸속으로~ 배기가스

배기가스는 우리의 호흡기를 상하게 하며 만성 부비강염(축농증), 호흡
기 알레르기, 기종氣腫, 폐암 등의 발생률을 높이는 데 한몫 한다. 배기가
스가 어떤 것인지 구체적으로 아는 것보다 도시에 살면서도 배기가스의
피해를 어떻게 하면 덜 받을 것인지 아는 것이 유익할 것이다.

더러운 공기와 배기가스를 피할 수 없는 곳에 살고 있더라도 주변을 살
펴보면 공원이나 잡목이 많은 숲이 근처에 있을 것이다. 나무와 숲은 공
기를 정화시키는 기적적인 힘이 있다. 아무리 탁한 공기라도 나무가 옆
에 있다면 조금은 안심을 해도 좋을 것이다. 종종 나무가 많은 곳에서

산책할 시간을 마련하고 그곳에서 잠시나마 호흡하며 산소를 들이마실 수 있다면 육체적 건강뿐 아니라 스트레스 역시 상당히 해소되며 재충전할 수 있을 것이다.

내 몸을 망치는 **오염된 물**

증상이 가볍건 무겁건 급성이건 만성이건 간에 아이에서 노인에 이르기까지 알레르기로 고생하는 사람들이 늘어가고 있다. 노인보다 아이들에게 나타나는 알레르기가 더 다양하며 많다. 그 이유는 아마도 예전보다 더 심각하게 오염된 환경에서 생활하기 때문일 것이다. 그것을 정화해 주는 것 중에 가장 중요한 것이 물이다.

수많은 해독물질들이 있지만 물의 중요성은 생명에게는 너무나 기본적이고 필수적이기 때문에 아무리 강조해도 지나침이 없다. 깨끗한 물을 자주 마시는 사람과 그렇지 못한 사람과는 큰 차이가 난다. 청량음료수나 그 외 드링크류를 먹지 말고 물을 마시자. 소변의 색깔과 탁도를 눈으로 확인해 보라. 몸 속에 열이 있는지 독소가 얼마나 누적되어 있는지 거품이 일어나는지 맑은지!

가능하면 정수기를 이용하도록 하며 염소로 살균한 수돗물을 그대로 이용하지 않는다. 염소 살균은 세포 산화, 즉 세포의 노화를 촉진하며 물 속의 오염물질과 결합하여 발암물질을 일으킨다. 그리고 식사 때 이외의 공복에 물을 자주 마시는 것도 몸의 정화작용을 높이는 데 좋은 효과가 있다.

살충제, 중금속 등 **각종 화학물질**

필자가 김해에서 산 지 15년이 지났다. 몇년 전까지만 해도 김해는 그야말로 촌, 시골이었다. 평야와 산이 많고 낙동강도 지척이어서 확실히 자연친화적인 곳이었지만 지금은 김해에도 없는 것이 없고 인구도 약 50만이 되어가고 있다. 자동차가 밀릴 정도로 많아졌고 공기도 예전 같지 않게 되었다. 김해는 시골이라 생각해서 사람들의 면역기능이 도시 사람들보다 훨씬 높을 것이라 예상했는데 전혀 그렇지 않았다. 오히려 더 떨어지고 건강 수준은 형편 없이 낮았다.

그 이유를 QRS상에서 확인할 수 있었는데 도시 생활과 전원생활을 병행하는 사람들이 많아 농사 지으며 마시는 농약의 양이 상상 외로 많았다. 중금속 오염 정도가 심각했는데 농약을 치다가 기절했다는 사람을 숱하게 많이 만났다. 또한 오염물을 씻어내야 한다면서 삼겹살과 막걸리, 소주를 자주 섭취하고 있었다. 전통음식을 먹으면서 특별히 아플 곳이 없을 것 같은 젊은 부부가 심한 알레르기로 고생하며 아이들과 방문하곤 하였다. 피가 날 정도로 가려우면서 재채기, 콧물에도 시달리는 생고생을 하고 있는 경우를 많이 접한다.

음식에 대해서도 크게 관심을 두지 않아 육류, 인스턴트 등을 즐겨 먹었다. 중금속, 농약 등은 지용성이 대부분이라 몸 속 지방에 축적이 잘 된다. 채소, 곡식에도 농약, 살충제 등을 쓰지만 곡류와 야채는 대체로 수용성이며 섬유소가 많아 배설이 잘 된다. 현대인들 중에 깨끗한 공기, 깨끗한 물, 깨끗한 음식만 먹는 사람이 어디 있을까? 모두 처한 상황은 마찬가지이지만 직접적으로 접하는 사람들은 심각성이 더할 것이다.

오히려 도시에 살더라도 환경오염이 미치는 영향에 대해 잘 이해하고 있는 사람이라면 좀더 의식 있는 생활을 할 것이고 독소가 누적되기보다 배출하는 방향으로 생활할 것이다. 되도록 유기농 통곡식과 채식을 하고 적당한 운동을 하며 공복에 깨끗한 물을 자주 마신다면 그나마 건강한 생활을 유지할 수 있을 것이라 생각한다.

환경호르몬에 대해 많이 들었을 것이다. 육식 위주의 식생활은 앞으로는 반드시 피해야 한다. 광우병 소의 공포는 그냥 나온 것이 아닌 우리 생명, 건강과 직결된다. 육식을 하는 사람들의 면역기능과 호르몬 균형은 채식 위주의 식생활을 하는 사람보다 현저하게 낮으므로 질병에 대처하기 어려운 것이 현실인 것 같다.

심신을 망치는 육류 및 가공육

우리 민족은 채식 민족이다. 최근 몇십 년 사이에 수천 년 동안 먹어온 먹을거리들이 천대받고 육식 위주의 서양식이 대접받는 시대가 되었다. 가축을 키울 때 첨가하는 화학오염물질에 대해서는 앞에서 잠시 언급했으므로 여기서는 영양학적인 문제점과 육류의 과다 섭취 시 일어나는 건강상의 문제점을 살펴보도록 하자.

육류의 과다섭취는 체질의 산성화를 유도한다

우리가 섭취하는 육류에는 기름진 고기 즉 돼지고기나 쇠고기, 닭고기 이외에 가공육인 햄, 소시지, 베이컨, 훈제육, 통조림 등이 있다. 육식 위주의 식생활을 하는 사람은 과도한 단백질과 지방의 섭취로 인하여 혈액이 끈적거리며 탁하게 되고 황산, 인산, 질산, 요산 등과 같은 산이 육식의 분해·소화과정에서 많이 생겨나 혈액을 산성화시키는데 이것을 혈액의 산독화라 한다. 건강한 사람의 체액은 약알칼리성인데 효소활동이 가장 적합한 체액이다.

혈액이 산성화되면 면역력이 저하되어 세균, 바이러스, 진균 같은 병원균에 감염이 잘 되어 염증이 유발된다. 진균성 피부염 즉 곰팡이 감염(어루러기, 두부백선, 족부백선〔무좀〕, 수부백선, 칸디다, 조갑진균 등)에 자주 걸리는 사람들 가운데는 육식을 하는 사람들이 많다. 육식을 위주로 하면 알레르기가 많고 각종 피부염에 잘 걸린다. 조그마한 상처에도 감염이 잘 되고 염증이 잘 낫지 않는다. 또한 진균성 피부염 외에 여드름이나 건선, 아토피, 알레르기, 탈모, 주부습진, 기미 등 혈액의 오염으로 인한 피부염의 발생과 재발이 잦다.

육류는 저급 에너지원이다

태양에너지를 받아 광합성한 식물을 초식동물이 먹으며 초식동물을 육식동물이 먹는다. 먹이 사슬에서 인간은 가장 우위에 있는데 태양에너지를 먹이로 성장하는 식물을 먹을 때 에너지 효율이 가장 높다. 특히 생식으로 먹었을 때가 가장 효율이 큰데 우리 몸에 필요한 모든 영양소, 효소들이 다 살아 있기 때문이다.

그리고 육식이 비타민, 미네랄 결핍을 초래하면서 지방, 단백질 즉 칼로리는 과다하게 섭취하게 되므로 과잉 에너지가 되어 기운이 모이지 못하고 흩어지게 하고 무겁게 하므로 육식 에너지를 방전 배터리라고 표현할 수 있다.

육식을 하면 스트레스 호르몬이 대량으로 유입된다

사람은 스트레스로 인해 모든 만성질환, 특히 만성 피부질환에서 벗어나기 어렵다고 말했다. 자율신경이 균형을 잃었을 때 면역체계가 제대로 작동되지 않는다고 누누이 밝혀왔다.

육식을 자주 하는 사람들은 동물들이 죽을 때 방출되는 스트레스 호르몬을 대량으로 몸 속에 저장하게 된다. 키워질 때부터 백혈병, 암 등이 생길 정도의 악랄한 환경에서 사육되는 동물의 시체를 먹는다는 것은 그야말로 스트레스 자체를 먹는다는 뜻이 된다. 만성 피부질환 역시 치유되어야 하지만 생활 속에서 주고받는 스트레스는 인간의 삶을 질적으로 낮게 만드는 원인이 된다. 틱낫한 스님의 《화(anger)》라는 책에도 화를 다스리는 법이 나오는데 그 중에서 우리가 먹는 음식물들 특히 육식 자체가 이미 '화(火) 덩어리' 라고 말하고 있다. 근본 치유를 원한다면 지나친 육식은 반드시 삼가야 할 것이다.

가공육은 정크 푸드(쓰레기 음식)다

햄, 소시지, 베이컨, 훈제육 등 가공육은 육류의 문제점을 그대로 가지면서 여기에 화학약품이 더 가미되어 있다고 보면 된다. 고기의 끈기를 좋게 하고 수분을 유지하기 위해 인산염, 아초산염, 초산칼륨 등 발색제를 첨가한다. 또한 지방의 산화 방지를 위해 산화방지제, 부패 방지와 고기의 산도 조정을 위해 PH 조정제, 인공색소 등이 사용된다. 이러한 약품의 문제점은 앞에서 언급했으므로 논하지 않겠다. 되도록 먹지 않는 것이 좋고 설령 먹더라도 한 번 끓여서 발색제와 나트륨을 줄이고 먹는 것이 좋다. 자주 먹는 것은 반드시 피하라.

심신을 망치는 **가공식품 및 식품첨가물**

대표적인 가공식품들은 흰설탕, 흰밀가루, 흰소금, 흰쌀 등으로 만든 정백식품들, 튀긴 음식 등과 인스턴트식품류(햄버거, 피자, 라면 등 즉석식품들), 가공육류(햄, 소시지, 베이컨 등), 가공유지(마요네즈, 마가린, 쇼트닝, 가공버터) 등이다.

식품첨가물은 약 2000여 종이 있으며 인공색소, 인공향료, 비료, 감미료, 항균물질과 산화방지제 등이 있다. 아래에 적은 화학물질들은 빙산의 일각에 지나지 않는다. 이러한 물질들은 독성 정도와 섭취 기간에 따라서 최소 알레르기, 아토피, 자가면역성 피부질환과 그 외 질환, 천식, 간 기능 저하, 신장기능 저하, 두통, 어지러움, 우울증, 만성피로증후군, 암, 메스꺼움, 귀울림, 불면증, 식욕 상실 혹은 식욕 변화, 말더듬, 기억 감퇴, 눈 침침, 시력 상실, 발작 등을 유발한다.

대표적인 식품첨가물로는 아스파탐(화학감미료), BHT · BHA(유지의 산화방지제), 글루타민산 소다 MSG(화학조미료), 황색색소, 적색색소, 청색색소, 아질산염(가공육의 방부제), 사카린 등이 있다.

혼자 생활하면서 인스턴트식품을 주로 먹는 청소년들을 상담해 보면 나이에 비해 신체의 건강수준이 형편없는 것을 또렷이 알게 된다. 진실로 당부하고 싶은 것은 먼저 정부가 이러한 식품첨가물에 대하여 이용을 금하도록 하고 천연의 방부제나 천연조미료를 이용하도록 적극 유도하는 것이다.

그러나 그렇게 될 때까지 기다린다는 것은 어리석은 일이다. 먼저 외식을 자제하고 가공식품을 되도록 먹지 말며 유기농산물이나 안전한 음식을 직접 만들어 먹는 습관을 기르는 것이 중요하다.

우리 전통식품의 우수성은 세계에서 인정하고 있으므로 발효과학인 우리 식품을 진정 사랑하고 인정하는 마음으로 깨끗한 재료로 만들어 먹는 부지런함과 지혜가 다시 싹텄으면 하는 바람이다. 질병에 걸렸을 때는 첨가물이 들어간 음식은 꼭 피했으면 한다.

심신을 망치는 유전자 변형식품

유전자 변형을 주도하는 생명공학 회사는 식량의 질적인 개발(영양가를 높이는 목적)에 초점을 맞추기보다는 작물이 강한 농약에 내성을 갖거나 해충의 피해를 입지 않도록 하기 위해 다른 유전자를 삽입한다. 그러나 이러한 작물 안에는 예상보다 많은 양의 독소나 항원이 있다는 주장이 나오고 있다. 알레르기 증가의 원인 중 하나일 것이다.

유전자를 어떤 한 식물 종에서 다른 종으로 옮겨 심으면 숙주식물이 이전에는 없었던 알레르기 유발 성질을 갖게 될 수 있다는 것은 확실히 입증되었다. 유전자 변형 식품의 문제점은 다음과 같다.

① 유전자 변형으로 인한 단백질이 사람에게 유해하거나 알레르기 반응을 일으킬 수 있다.

② 원래 존재하는 독성의 생산을 증가시키거나 지금까지 잠재되어 있던 기형적인 유전자를 발현시킬 위험이 있다.

③ 미생물(촉진자)에 삽입된 유전자가 이 미생물(촉진자)의 활동을 바꿀 수 있고 그것이 본래는 무해했으나 유해한 미생물로 변할 수 있다.

④ 그러므로 이 미생물이 인체 장기 내의 미생물의 균형을 깨뜨릴 수 있다 (균교대 현상).

⑤ 삽입된 유전자가 촉진자 미생물에서 인체 내의 다른 미생물로 옮겨 갈 수 있다. 원래 파트너와 결합했을 때는 전적으로 무해한 것이었다고 해도 다른 미생물과 결합했을 때는 유해해질 수 있다.

유전자 변형 기술에 대해 우려하는 많은 과학자들은 그것이 새로운 동식물의 질병과 새로운 발암 요인, 그리고 전염병을 가져올 수 있다고 말한다. 그것으로 인해 특정 유형의 암이 증가할 수 있고 알레르기 증가, 유전자 변형으로 인해 항생제 내성을 지닌 전염병을 유행시킬 수 있다고 예견하는 것이다.

병을 만드는 **진통제의 남용**

의약품 중에서 가장 많이 이용하고 있는 것이 진통제다. 통계적으로도 나와 있고 실제 약국에 오는 사람들은 거의 진통제 환자라 해도 과언이 아니다. 어린아이를 둔 어머니가 가장 많이 쓰고 있는 약도 해열진통제다. 타이레놀, 부루펜, 써스펜 등의 성분은 아세트아미노펜, 이부프로펜이다. 소아과나 이비인후과, 정형외과 등에서는 대부분 이 성분이 들어간 약을 기본으로 처방하고 있다. 이것들은 또한 감기약의 주성분이다.

이러한 약들에 들어 있는 설명서를 제대로 읽고 있는 부모가 얼마나 될까? 으레 예의상 표기해 놓은 것으로 아는지 그 심각성에 대해서는 인지하고 있지 못하다. 해열진통제를 복용한 뒤 입이 마르고 갈증이 나는 경험을 했을 것이다. 과량을 복용하면 입과 가슴이 타들어 가는 것처럼 바싹바싹 마르고 쓴 것을 느낄 수 있다. 해열진통제의 약리학적인 측면에서 볼 때도 그것이 일으킬 수 있는 부작용은 만만치 않다.

- **소화기계 이상**- 속쓰림, 구토, 복통, 설사 등

- **피부 이상**- 두드러기, 발진, 알레르기, 스티븐스-존슨 증후군(피부 점막 안 증후군, 다형홍반의 심한 형태)

- **혈액 이상**- 재생불량성 빈혈, 용혈성 빈혈, 무과립구증

- **교감신경 긴장에 의한 면역기능 억제**-혈관을 열어 통증을 일으키고 열을 발생시키는 프로스타글란딘의 합성을 방해하여 혈관을 막아 혈류장애를 더욱 악화시킨다. 스트레스나 과로로 인하여 긴장된 상태에서 혈관이

수축된 것을 회복하는 과정이 프로스타글란딘에 의한 통증인데 이것을 막으므로 결국 초기에 잡을 수 있는 질환도 만성화되는 것이다. 결국 아파야 낫는 것을 아픈 과정을 없애기 위해 몸 전체의 혈액순환과 면역기능을 희생하는 방향으로 가게 하는 것이 진통제의 역할인 것이다.

프로스타글란딘에는 교감신경의 긴장을 억제하여 스트레스호르몬인 아드레날린의 생산을 억제하는 작용도 있다(참고—부광 《약을 끊어야 병이 낫는다》, 아보 도오루 지음).

그러므로 프로스타글란딘의 생산을 억제하면 교감신경은 적극적으로 아드레날린을 생산하게 되고 그와 더불어 과립구가 증가하여 활성산소가 대량으로 발생되어 조직 파괴가 진행된다.

해열진통제는 그 외에도 간 독성, 심장의 열, 골다공증, 천식 등을 유발한다. 또한 오랫동안 복용했을 때는 암과 그 외 현대의학에서는 밝혀지지 않은 질병도 유발할 수 있다.

자연요법이나 동양의학에서는 해열진통제의 성질이 뜨겁다고 말한다. 복용했을 때 입이 마르고 쓴 증상은 약의 성질이 뜨거우므로 혈과 진액(우리 몸의 타액, 소화액, 호르몬, 정액, 애액, 골수 등 혈액의 농축되고 변형된 물질—한방에서는 水라고 한다)을 태우므로 나타나는 현상인 것이다.

뜨거운 약을 자주 장기적으로 복용했을 때 신체 조직이 성할 리가 있겠는가? 조직의 변형이 일어날 수밖에 없다. 조직의 괴사와 파괴가 일어난다. 아이들이 해열진통제를 복용하면 땀이 나는 것을 볼 수 있다. 초기에는 열을 부추겨 땀을 뺄 수도 있지만 그래도 떨어지지 않는 열에 해열진통제를 자꾸 복용하면 아이는 이제 식은땀을 흘린다. 몸 안의 조직을 이루고 있는 진액에 손실이 오는데 더 이상 어쩔 수 없을 때는 링거 주사액을 투여하게 되는 것이다. 즉 수분 손실을 보충하기 위한 방법이지만 그야말로 병 주고 약 주는 셈이 아니고 무엇인가?

수분 손실을 보충해 주어 열을 떨어뜨리는데 그동안 열이 떨어지지 않아서 고생하는 아이의 고통은 어떻게 보상할 것인가?

요즘 주위에서나 TV를 통해서 백혈병과 그 외 원인 모를 희귀병을 앓고 있는 아이들을 자주 접할 수 있다. 환경오염의 탓이 크겠고 또한 이러한 약물 남용의 원인도 결코 간과할 수 없을 것이다.

해열진통제 대신에 자연요법과 분자교정의학, 한약을 이용하는 방법이 있다. 초기에 즉, 으슬으슬 춥고 열이 나며 두통과 몸살이 있을 때는 생강, 파뿌리, 콩나물 뿌리, 꿀 약간으로 땀을 푹 내보자. 아니면 갈근탕을 이용하는 것도 좋다. 또한 분자교정의학에서는 비타민 C 대량요법을 감기 바이러스를 이겨내는 방법으로 쓴다. 비타민 C는 설사하기 전까지가 자기 용량이다.

아무리 많이 먹어도 설사만 하지 않으면 그리 걱정할 필요가 없는 것이다. 필요량은 사람마다 다르므로 일일 용량에 너무 구애받을 필요는 없다. 약사인 필자 역시 감기에 걸리면 주로 비타민요법과 생강, 파뿌리를 이용하고 갈근탕을 먹기도 한다. 초기 감기가 며칠 지나 오한은 심하지 않으며 몸이 피로하고 열이 나며 입맛이 없을 때는 한방에서는 시호제가 들어간 처방, 즉 대시호탕, 소시호탕, 시호계지탕, 시호청간탕 등을 이용하는데 상당히 빠른 시간 안에 치유가 된다. 분자교정의학, 즉 영양요법으로는 베타카로틴(혹은 비타민 A), 비타민 C, 비타민 B Complex, 아미노산 제제, 아연 등을 감잎차나 유자차와 함께 복용하면 빠른 시일 내에 개선이 된다.

감기는 결국 피로와 스트레스로 인해 면역력이 저하되어 오는 것이기에 휴식을 취하며 피로를 풀어주면 면역력이 회복되면서 빨리 이겨낼 수 있는 것이다. 아이들의 경우 해열진통제를 대량으로 장복하는 것을 자주 보게 된다. 아이들은 양기 덩어리이므로 항상 열이 많다. 면역력도 아직 제자리를 찾지 못했기 때문에 열로 인한 질병을 앓을 확률이 높은 것이다. 모든 기관들이 급속도로 성장하고 있기 때문에 어렸을 때 어떻게 하느냐가 평생의 건강을 좌우할 수 있다.

두뇌와 뼈의 건강이 아이의 근본체력과 지력에 본질적인 영향을 미치게 되는데 어릴 때부터 해열진통제 등을 자주 먹는 아이들은 두뇌나 뼈의 발육에 이상이 생겨 알게 모르게 커서도 고통을 당할 수 있다. 앞에서도 말했듯이 땀은 곧 피(혈액)인데 식은땀을 자꾸 흘리게 되면 결국 혈액조성이 파괴되고 모든 조직과 성장발육에 지장을 가져올 수밖에 없을 것이다.

병을 만드는 **스테로이드 오남용**

스테로이드는 예전 나이 드신 분들의 말씀으로는 만병통치약이라고 했다. 아무리 심한 통증도 스테로이드 하나면 딱 멈추는 참으로 신기한 약이 아닐 수 없다. 피부염 역시 가려움과 트러블, 염증이 아무리 심해도 스테로이드 하나로 잠 못 자던 증상을 말끔히 해소시켜 주므로 수많은 명의, 명약사를 배출한 약이 되곤 했다.

스테로이드는 숨 넘어가던 해소·천식도, 기어야 할 정도로 아픈 관절염에도 타의 추종을 불허할 만큼의 탁월한 진통소염 효과로 많은 사람의 사랑(?)을 받아온 약이 아닐 수 없다.

그러나 그 부작용은 딱 그만큼, 아니 그 이상으로 잔인하다. 약을 장기간 혹은 대량으로 복용했을 때 나타나는 현상은 한 마디로 빈대 잡으려다 초가삼간 태운 격이 되어 버리기 일쑤다.

스테로이드는 본래 스테로이드핵을 가지는 화합물로서 콜레스테롤, 담즙산, 호르몬 등 생체 내에서 중요한 작용을 하는 물질인데 여기서는 합성 부신피질호르몬을 말한다. 인체 내 부신피질에서 분비되는 호르몬인 코티솔은 항스트레스 호르몬으로서 탄수화물, 지방, 단백질, 핵산 등의 대사를 조절하며 분비 이상 시 장애를 일으킨다. 항스트레스 작용과 더불어 면역을 억제하는 작용이 있고 힘든 일을 할 때나 굶주릴 때 단백질과 지방에서 당이 새롭게 만들어지도록 촉진하며 혈당을 증가시키기도 한다(당 신생작용).

인체 내에서 자연스럽게 분비되는 부신피질호르몬은 신진대사에 없어서는 안 될 중요한 일을 해 내지만 외부에서 화학적으로 합성한 부신 피질 호르몬제는 인체에 치명적인 부작용을 나타내게 된다. 스테로이드 연고를 장기간 이용하는 경우 반드시 내성이 생기게 되고 면역 억제작용으로 인해 세균, 바이러스, 진균(곰팡이)의 감염이 악화되어 오히려 염증이 심해지는 현상이 벌어지게 되는 것이다.

우리약국에 내방하는 환자들 중 만성적인 피부병으로 고생하다가 뒤늦게 온 경우는 거의 스테로이드로 인한 부작용을 겪어왔고 현재까지 그로 인한 고통을 겪으며 더욱 심해진 상태로 오는 경우가 허다하다. 스테로이드(부신피질호르몬)의 과다복용으로 인한 부작용을 쿠싱(Cushing)증후군이라고 한다. 쿠싱증후군의 부작용은 다음과 같다.

고혈압, 당뇨병, 위궤양, 백내장, 골다공증, 간부전, 신장부전, 인체 모든 자연 호르몬계의 지속적 간섭현상과 왜곡현상 즉, 호르몬계의 이상 초래, 부신의 위축, 체내 혈관의 비틀림, 심장병, 뇌졸중 초래, 만성적 면역 저하로 인한 결핵, 얼굴만 달덩이처럼 동그랗게 살찌는 특유의 문 페이스(Moon Face), 얼굴 홍피증, 피부가 얇아지는 부작용, 허벅지 등 피부 살이 터서 영구적인 흉처럼 남는 부작용, 만성적 피부 면역 억제 효과로 그 면역이 저하되어 오는 고질 피부습진, 피부 세균감염, 기타 다모증 또는 두피 피부의 이상으로 오는 탈모 등 헤아리기조차 어려운 부작용이 있다.

의학자이면서 연금술사였던 파라셀수스는 "이 세상에 독이 없는 물질은 없다. 독이냐 약이냐는 단지 많고 적음의 차이, 즉 양의 차이일 뿐"

232

이라고 했다. 인체에서 자연스럽게 분비되는 스테로이드 호르몬은 극미량으로 없어서는 안 될 중요한 역할을 수행하지만 과량이 되면 치명적인 문제를 일으키는 것이다.

그리고 중요한 것은 스트레스를 많이 받아도 이 호르몬의 분비가 많아진다는 사실이다. 원시시대의 우리 선조들은 외부의 공격, 즉 짐승들의 공격이나 자연재해에 민감할 수밖에 없는 환경에 살았다. 그때는 스트레스 호르몬이 다량 분비되어도 그 에너지를 쓸 수 있는 조건이 되었지만 현대인은 잉여 에너지를 쓸 수 있는 구조가 아니다. 그것은 결국 자신의 신체 조직을 망가뜨리게 된다.

스테로이드 호르몬의 대량 사용으로 인한 부작용은 간과할 수 없는 문제다. 인체의 면역력이 가장 중요하다고 앞에서부터 누누이 강조해왔듯이 약물의 오남용으로 인해 면역력이 저하되는 것에 대해 올바른 인식을 가지고 현명하게 이용하여야 할 것이다.

현대 서양의학을 불신하라는 뜻이 아니라 치유의 주체는 자신이 되어야 한다는 뜻이다. 자신의 건강과 질병에 대해 스스로 책임지는 사람이 되어야 한다는 말이다. 그러나 의사나 약사의 의견과 처방, 조제에 대해 비판하거나 맹목적이지 말고 자신의 건강에 대해 이해하려는 차원에서 알아야 한다. 전문의약품이나 일반의약품 중에 스테로이드가 들어 있는 약들을 많이 접할 수 있다. 그러나 스테로이드라고 적혀 있지 않고 다른 명으로 적혀 있는데 대표적인 것으로는 '하이드로코티손(Hydro cortisone)', '프레드니손(Prednisone)', '덱사메타손(Dexametasone)'

등이다.

병을 만드는 **항생제 남용**

2000년부터 시행된 의약분업의 취지는 항생제 오남용, 항생제 내성률 세계 1위라는 오명에서 벗어나기 위해서라는 것이 명분이었다. 약국을 하면서 놀라는 것은 어떤 사람들은 항생제를 피로회복에도 이용하더라는 것이다. 항생제만 먹으면 피로가 풀린다고 한다. 그것을 전혀 이해 못하는 것은 아니다. 피로하면 입 안에 염증이 생길 수도 있고 목 안의 편도가 부을 수도 있으며 눈병이 날 수도 있다. 그럴 때는 항생제를 써서 낫는 경우를 체험했기 때문일 수도 있다.

그러나 항생제는 만병통치약이 아니다. 그런 식으로 별 것 아닌 증상에 항생제를 자꾸 복용하다 보면 당연히 내성이 생길 것이고 나중에 긴히 써야 할 때는 제대로 듣지 않아 고생할 것이 뻔하다. 나중 고생은 차치하더라도 그런 식으로 항생제를 자꾸 복용한다면 어떻게 인체의 면역력이 떨어지지 않겠는가?

필자는 약사이고 약을 늘 만지는 사람이지만 여태껏 항생제를 복용한 것은 아마 손가락에 꼽을 정도일 것이다. 아무리 아파도 자연요법이나 영양요법에 의존하든가 또는 휴식하면서 자연 치유하려고 노력해 왔다. 자연치유가 무엇인가? 스스로 낫는 것이다. 진정한 나음은 자기 안에서 일어난다. 외부의 물질은 그저 도움을 줄 뿐이다. 내부의 면역력이 살아 있으면 어떠한 변화도 이겨낼 수 있다. 아파서 힘들 때면 눈앞에 떠오르는 장면이 있다. 최배달을 그린 만화 "바람의 파이터"의 한 장면이다. 스토리는 자세히 기억나지 않는다. 최배달은 자기로 인해 죽음을 당한 남자의 부인에게 사죄하기 위해 일본의 어느 산골을 찾아가 용서해 줄 때까지 부인 곁을 떠나지 않는다. 그때 다리에 큰 부상을 입어 부러지는 고통을 안고도 약 하나 먹지 않으며 다리를 동여매고 산 정상에 오르는 대목이다. 산 정상에 오르자 오히려 진물이 다 나와 자연 치유되는 모습을 보여준다.

인체는 자신을 어떻게 대하느냐에 반응한다. 자신의 몸이 이겨낼 수 있다고 믿으면 능히 이겨내고 그렇지 않으면 약에 의존할 수밖에 없다. 항생제는 아무 데나 복용하는 것이 아니다. 감기, 가벼운 상처, 가벼운 염증은 말할 것도 없고 설사나 좀 심한 염증이라도 음식을 가려 먹고(채식 위주의 담백한 식사나 생식, 녹차와 같은 전통차 음용 등) 마음을 가라앉히면 자연스럽게 나아지게 되어 있다.

항생제는 우리 몸의 병균도 사멸시키지만 우리 몸에 꼭 필요한 정상적인 유산균도 사멸시키는 작용을 한다.

그러므로 항생제를 남용하게 되면 균교대증에 의한 설사 혹은 변비, 구역질, 구토 등의 소화장애, 피부발진, 간 기능 저하, 신장 기능 저하, 면역력 저하로 인한 감염 증가 등의 여러 부작용을 겪을 수 있지만 가장 크게 우려되는 것은 잦은 항생제 복용으로 인한 내성으로 슈퍼박테리아나 슈퍼바이러스의 감염으로 인해 사망에까지 이를 수 있다는 것이다. 항생제를 사람뿐 아니라 가축과 양식장의 물고기, 식물 등 살아 있는 모든 것들에 이용한 나머지 이제는 더 이상 쓸 약이 없을 지경이라고 한다. 그 말은 항생제로 인해 인류와 그밖의 생물들이 오히려 세균과 바이러스에 의해 공격당할 수도 있다는 뜻이고 다시 이전 원시사회로 환원할 수도 있다는 뜻이다.

의학적으로는 충분히 가능한 일이다. 실제로 정복되었다던 균들이 더욱 강해져서 부활하고 있다. 식중독이 예전과 마찬가지로 성행하고 독감이 더욱 기승을 부리며 감염성질환, 염증성질환들이 더 번져나가고 있다.

환경이 오염되었다고 다들 말하고 있지만 그 심각성에 대해 깊이 인식하고 있는 사람들은 별로 없는 것 같다. 다들 남의 얘기하듯 하지만 TV를 통해서나 각종 매스컴을 통해 느끼는 것은 이전에 비해, 즉 최근 몇십 년 전에 비해 각종 난치병과 유전적 변이에 의한 질병이 급증했으며 암 역시 계속 증가추세에 있다는 것이다. QRS를 이용하여 분석해 보면 암이 생길 전조가 뚜렷이 감지되는 사람들이 상당히 많다. 반병半病 상태의 사람들, 건강하지 않은 데도 병원에 가서 검진을 받아보면 아무 이상이 없다고 나오는 사람들이 너무나 많다. 오랫동안 특별히 피부를 많이 보아 와서인지 필자는 피부 상태만 봐도 그 사람의 건강수준을 알수 있다. 사실 그것이 가장 정확할 것이다.

기계보다 사람이 더 정확한 것이다. 올해 암이 3~4기인 것으로 발견된 사람이 작년에 검진했을 때는 아무런 문제가 나오지 않았다면 그것은 상식적으로도 맞지 않는 말이다. 암은 발견되기 5~10년 전부터 시작되었을 터인데 멀쩡하던 사람이 갑자기 암에 걸렸다는 말인가? 조기 검진을 말하지만 병원에서 발견되었을 때는 이미 최소 몇년이 지난 경우가 많다. 그리고 암이라 하더라도 면역체계를 무시하고 짓밟는 수술이나 항암치료 대신 인체의 면역력을 높이고 더욱 건강하게 만드는 치료법이 우선되어야 한다. 근본 원인을 파악하여 더 나은 삶의 질로 이끌어가야 하는 것이다.

항생제의 내성과 폐해는 진정 인류를 위협하고도 남을 일이다. 조금 피로하다고, 어느 한 군데 가벼운 염증이 생겼다고 함부로 항생제를 복용하지 말아야 한다. 감기에 걸려도 심하지 않으면 항생제를 복용하지 말자. 피로를 풀고 면역을 높이는 방향으로 생활하고 이겨 나가자. 독감 예방 접종을 하는 것 역시 별로 바람직하지 않다고 생각한다. 그렇다면 독감에 걸린 환자들과 늘 접촉하는 의사, 약사, 간호사는 항상 독감에 걸려야 하는데 그렇지 않다는 것을 독자 여러분이 잘 알지 않는가.

그것은 평소의 건강 관리와 생각의 차이에서 온다고 본다. 독감이나 그 어떤 질병도 두렵지 않다고 생각하면 실제로 아무리 독한 질병이라도 문제가 되지 않는다. 항생제에 대해서 너무 지나치게 의존하지 말고 자신의 치유력을 깊이 신뢰하자.

02

만성 피부질환·만성병 이기는 생활 속 건강법

건강비결 ① … **운동의 생활화**

- 자신감과 활력 증진, 긍정적 사고

- 스트레스 대처(자율신경실조 완화와 개선, 화병, 우울증 개선)

- 잡념, 번뇌가 줄어듦

- 면역 강화

- 혈액순환 개선

- 소화력 증대, 장 기능(변비/설사) 개선

- 건강한 아름다움, 건강한 피부

- 노화 방지

- 뼈와 근육 강화, 탄력 있는 피부

- 불면증 개선

무엇을 나열한 것일까? 운동의 효과다. 운동을 통해서 이런 여러 가지 효과가 나타난다면 대부분 놀랄 것이다. 그러나 이것은 운동의 원리를 알면 쉽게 이해가 가고 규칙적으로 운동하는 사람이라면 당연히 수긍할 것이다. 필자는 10년 동안 태극권을 하면서 앞의 여러 효과들을 직접 체험했다. 원래 체질이 약한 편이었고, 어릴 때부터 위장병과 과민성 대장염으로 고생했다. 피부염도 심해 여드름과 만성 염증성 피부질환을 달고 살았고 신경이 예민하므로 잠을 자지 못할 때도 많았다. 추위를 많이 타고 위가 좋지 않아 잘 체하고 설사를 자주 하며 심장이 약해 잘 놀라므로 주위에서는 내 이름의 '경' 자를 '경사 경' 에서 '놀랄 경' 으로 바꾸라고 말할 정도였다.

그러나 20대 초반부터 콤플렉스를 극복하는 노력을 하고 태극권을 하면서 이런 모든 증상들이 차츰 소멸되더니 이제 건강에 대해서는 은근히 자신감이 생겨 주변으로부터 오히려 부러움을 사고 있다. 말하자면 체질이 바뀐 것이다. 체질 개선이 어떤 것인지 몸소 체험을 했으므로 감히 약국에 오는 사람들에게 체질 개선에 대해 자신감을 가지고 말할 수 있다.

여러 방식으로 체질 개선을 할 수 있는데 약간의 차이가 있다. 식이요법, 해독요법, 호흡을 통해서도 체질이 개선되는데 산성체질이 약알칼리성의 체질로 바뀐다든가, 피가 맑아져 면역력이 증대되고 혈액순환이 개선된다든가 하는 점이다.

운동을 통한 체질 개선은 좀더 적극적인 방식이라 할 수 있다. 근력과 신경계의 이완과 강화, 골밀도 강화, 호르몬의 정상적 분비, 혈액의 흐름 개선이라는 총체적인 개선을 볼 수 있으므로 한 마디로 강골 즉, 실해진 다고 표현할 수 있다. 마치 만병통치와 같은 효과를 기대할 수 있다. 그러나 이 역시 운동을 자신의 체력수준에 맞추어 했고, 음식이나 기호품의 조절, 스트레스의 근본적 성찰이 동시에 진행된다면 질병을 이기는 정도가 아니라 참으로 살맛나는 건강한 생활을 할 수 있을 것이다.

스트레스와 혈액순환의 문제는 동양의학적인 관점으로도 설명할 수 있는데 주역의 수화기제(水火旣濟, ䷾)괘와 화수미제(火水未濟, ䷿)괘, 즉 수승화강水昇火降 이론으로 표현할 수 있다. 심心은 본래 기운이 화火이고 신腎은 수水의 기운인데 그것이 교류 또는 소통하지 않아 화火의 기운은 올라가고 수水의 기운은 내려가면 얼굴과 목 주변으로 열이 오르거나 탈모, 비듬이 생기고 가슴이 답답하고 호흡이 가빠지며 쉽게 열을 받고 배 아래는 차고 소변과 대변에 이상이 생기거나 여성은 생리불순이나 냉이 생기며 남성은 정력 감퇴, 전립선의 염증이나 비대 등으로 정신적인 스트레스 혹은 육체적 피로와 질병에 시달리게 된다.

반대로 화火의 기운이 내려가고 수水의 기운이 올라가면 가슴 위로는 시원하고 맑으며 호흡이 깊어 스트레스에 담담하고 혈색이 좋으며 배꼽 아래로는 따뜻하고 무게중심에 안정감이 있어 소통이 원활하여 자고 먹고 배설하는 데 문제가 없다. 머리가 시원하니 이성적으로 생각하고 행동하며 판단력도 좋아진다. 이것이 혈액순환이 잘 되는 경우로 건강한 상태인 것이다.

대체로 양생을 하지 않는 나이 드신 분들은 혈액순환이 안 되어 힘들어 하시는데 요즘은 젊은 사람들 중에도 이러한 증세가 많다. 여성 중에서 가슴은 답답하고 열이 오르는데 손발은 유난히 찬 경우를 많이 본다. 신경이 예민하고 스트레스를 많이 받으면서 다이어트를 한다며 음식을 제때 안 챙겨 먹으니 빈혈 증상과 골다공증이 많고 어혈(죽은 피)이 많아 말초순환이 안 되는 경우다. 아니면 스트레스에 음식을 지나치게 먹어 피가 탁해져서 순환이 안 되는 경우이기도 하다. 이런 경우는 나이보다 이른 시기에 갱년기장애가 온다. 노화가 빨라지는 것이다.

노인들의 치매도 같은 원리라고 생각한다. 물론 환경오염으로 중금속이나 화학물질의 축적이 한 원인이 되기도 하지만 그것 역시 혈액순환 장애로 빨리 발병하며 악화되는 것이다. 젊을 때부터 운동을 생활화하여 혈액순환이 순조로운 사람들은 여러 가지 노화의 증상들을 예방하고 빨리 치유할 수 있다. 운동을 통해 근력 강화는 물론이고 호르몬 분비가 원활해지므로 항시 젊음을 유지할 수 있다.

나이가 들어도 운동을 지속적으로 하게 되면 성장호르몬이 계속 분비되면서 체지방 감소, 콜라겐 증가로 탄력 있는 피부, 근력의 증가, 척추의 골밀도를 높여 골다공증을 예방하고 골절을 방지한다. 또한 성호르몬과 신경전달물질, 뇌내호르몬(뇌+내 호르몬) 등의 분비가 좋아지기 때문에 긍정적이며 활기차고 에너지 넘치는 생활을 할 수 있다.

위장이나 대장이 좋지 않은 사람들에게 음양감식법과 운동을 권하여 효험을 본 사례가 많다. 장에서도 뇌에서 분비되는 호르몬이 나오는데 장뇌호르몬이라 하고 운동을 통해 장이 좋아지면서 동시에 두뇌의 기능이 개선되는 것을 느낄 수 있다.

　운동에는 유산소 운동(빨리 걷기, 조깅, 수영, 자전거 타기, 에어로빅 댄스 등), 무산소 운동(역도, 팔굽혀펴기, 씨름, 단거리 운동 등 근력운동), 스트레칭(건〔腱〕과 근육을 늘려 펼치는데 준비운동으로 해왔던 유연체조를 개발한 것과 요가 등)이 있다. 체력 상태에 따라 시간과 강도를 조절해야 한다. 처음부터 무리하면 안 하느니만 못하게 된다.

　일방적으로 어떤 운동이 좋다 나쁘다 말할 수 없다. 그 사람이 추구하는 목적과 현재의 체력 상태를 고려하여 시작하는 것이다. 필자는 오랫동안 태극권을 했고 그로 인해 지병을 고치는 체험을 했으므로 태극권이 아주 좋은 운동이라 생각한다. 태극권을 동선動禪 즉 움직이는 선이라 하는데 실제 태극권에는 동양철학과 의학의 핵심이 들어 있다. 한 초식, 한 초식 할 때마다 의식을 몸과 마음과 우주의 흐름에 맞추며 전체가 합일하는 과정을 지향한다. 원운동과 태극운동(전사)이므로 중심 상하 좌우 앞뒤가 고루 균형 있게 발달하며 몸 전체의 근육과 신경, 경락을 쓰고 중심이 강화되기 때문에 체질의 치우침과 불균형, 그로 인한 질병상태를 빨리 개선시켜 준다.

　예부터 동양에서는 수행의 한 차원으로 무술을 한 경우가 많다. 몸과 정신과 영혼은 따로 떨어져 존재하는 것이 아니라 다른 측면의 하나이므로 진리를 추구하고자 하는 사람은 영, 심, 신을 균형 있게 하는 성명쌍수의 방편을 이용했던 것이다. 천천히 하면 심신의 치유와 양생으로, 빨리 하면 무술의 기능까지 참으로 매력 있는 운동이 아닐 수 없다.

자신의 체질적 조건을 고려하고 질병상태에 맞는 운동을 해야 효과를 볼 것이다. 상체가 실하면 하체가 약하므로 하체의 근과 뼈, 신경을 강화하는 운동을 하고 상체가 약하면 상체를 강화하는 운동을 하는데 대체로 노화할수록 하체가 약해지고 호흡이 가빠지고 짧아지므로 무게중심을 강화하는 하단전운동은 꾸준히 하는 것이 좋다.

시간이 없어서 운동하기 어렵다는 사람에게는 하루 20~30분 이상 꾸준히 걸으라고 말한다. 그 정도도 시간 내기 어려운 사람은 별로 없을 것이다. 집과 약국과의 거리가 걸어서 30분가량 되는데 특별한 경우를 제외하고는 늘 걸어다니곤 한다. 꾸준히만 하면 운동으로 손색없다고 생각한다. 처음에는 천천히 걷다가 점점 빠르게 걸으면 약간의 땀도 나고 마무리 5~10분 정도는 천천히 걸어주면 호흡도 안정되고 상쾌한 기분이 된다. 익숙해지면 시간을 늘려도 되고 속도도 훨씬 빨라진다. 운동을 해본 사람만이 그 맛을 알 수 있다. 쾌감과 희열감은 규칙적인 운동을 통해서 증가하고 그러므로 스트레스에 적극적으로 대처할 수 있는 체력을 확보하는 것이다.

불가에서는 무언가를 간절히 원할 때 절을 1000배나 3000배 하라고 한다. 1000배 내지 3000배는 운동량으로 치면 엄청난 운동이다. 절을 하는 과정에서 몸 속의 노폐물이 정화되고 그 과정에서 정신적으로 영적으로 맑아지는 체험을 할 수 있다. 가려졌던 본성이 드러나므로 원하는 것들을 가렸던 번뇌와 망상이 상당 부분 제거되면 무엇을 원했다는 것이 또 하나의 망상이었음을 보게 되는 경우도 있고 아니면 원하는 것을 가렸던 장애물이 벗겨지므로 이루어지는 경우도 있다. 이것이 과잉 에너지로 인하여 심신이 탁해져서 생겨나는 문제점을 운동에너지로 정화하여 스트레스가 해소되는 원리일 것이다. 많은 성직자나 수행자들이 단식을 하거나 대장정의 걷기 수행을 하는 원리도 막힌 탁기를 제거해서 원하는 것을 이루고자 하는 바람의 한 방편일 것이다. 신과의 합일이나 우주와의 합일을 이런 원리로 풀 수 있을 것이다.

주부 습진, 건선, 탈모, 여러 악성 피부질환, 자가면역질환, 당뇨병, 고혈압, 위장병, 대장질환 등 거의 대부분의 질환은 음식의 절제와 규칙적인 운동으로 모두 개선될 수 있다고 생각한다. 사람들이 종종 "이 약만 먹으면 다시 재발하지 않을까요?"라는 순진한 질문을 하는 경우가 있다. 인간과 인체에 대해서 참으로 무지한 질문이 아닐 수 없다. 밥을 오늘 먹으면 내일은 안 먹어도 되는가? 대변 소변을 오늘 하루 보면 내일은 보지 않는가? 호흡을 한꺼번에 며칠 몰아쉬었다가 며칠 동안 안 쉴 수 있는가?

약을 먹으면 지금은 좋아지지만 음식을 절제하지 않고 운동하지 않으면, 또한 여태까지 살아왔던 방식으로 살고 마음이 편안해지는 원리를 모르면 당연히 또 아프게 되어 있다. 이것을 매번 설명해야 한다. 오랫동안 아픈 사람들은 이 단순한 원리를 이해하지 못하고 있거나 아예 아프기로 작정한 사람인 것이다.

정말 낫기를 원하는 사람은 별로 없는 것 같다. 매번 해 왔던 방식대로 살아가고 낫지 않는다고 의사나 약사 탓을 한다. 건강하지 않은 모든 이유가 바로 자신의 잘못된 습관과 생각에서 온다는 것을 알고 고쳐 나가기를 바란다. 이 책을 쓰는 이유도 이 책을 보고 건강을 습관화했으면 하는 바람에서이다.

사람은 운동만으로 건강해질 수도 없고 마음을 편히 가지는 것으로도, 또한 영적인 추구만으로도 건강할 수 없다. 균형 있는 삶과 균형 있는 운동을 꾸준히 함으로써 진정 건강한 생활을 영위할 것이다.

건강비결 ② … **목욕법**

두한족열頭寒足熱, 반신욕의 원리를 설명하라면 간단히 '머리는 차게 발은 따뜻하게' 라고 말할 수 있다. 앞에서 운동의 원리를 얘기할 때 '수승화강水升火降' 에 대해서 언급했다. 반신욕의 원리와 같다. 배는 따뜻해서 병이 없고 머리는 차서 병이 없다는 옛말처럼 명치 아래부터 발까지 따뜻하고 가슴 위로부터 머리까지 시원하니 혈액순환이 순조로우며 열 받음, 즉 스트레스를 잘 받지 않아 편안한 원리다. 필자는 반신욕이 매스컴 등에서 각광을 받기 몇년 전부터 소금 반신욕을 꾸준히 해 오던 터라 그 효능, 효과에 대해서는 익히 잘 알고 있다. 환자들에게도 권하는데 자연요법과 병행하면 큰 상승효과가 있다.

소금은 아마도 인류 역사상 가장 오랫동안 애용한 물질이 아닌가 싶다. 단순히 간을 맞추기 위한 것 이외에 식품을 오래 보존, 유지, 방부하기 위한 목적으로, 혹은 살균 · 소독의 이유로, 부정한 기운을 물리치는 물질로 등 다양한 용도로 소금만큼 널리 오래 애용된 물질은 아마 없을 것이다. 소금은 차고 무거운 기운이 있으나 또한 나쁜 물질을 흡수하는 기운이 있으므로 먹는 용도로는 좋은 소금, 간수(흡수된 나쁜 물질)를 뺀 볶은 소금이나 죽염을 이용하고 반신욕, 각탕, 족탕에 이용할 때에는 국산 천일염을 이용하면 좋다.

소금을 한 바가지 욕조에 풀고 물은 체온보다 약간 따뜻하게(38℃~40℃ 정도) 받아서 명치 아래까지 담글 정도로 한다. 최소 20분 정도 담그고 있으면 땀이 머리와 가슴 부위에 송글송글 맺히기 시작하는데 단순한 땀이 아니라 몸 안의 독소가 배출되는 것이다. 혈압이 높은 사람이나 기력이 약한 사람들은 너무 뜨겁지 않게 조심하고 오래 있는 것보다 5분 반신욕 후 5분 바깥으로 나와 휴식을 반복하는 것이 좋다. 다이어트를 목적으로 할 때에는 온도를 좀 더 올려 뜨겁게 하되 너무 오래 있지 말고 5분 간격으로 휴식을 반복하는 것이 좋다.

우리약국에서는 만성 알레르기, 그 외 악성 피부염, 당뇨 환자, 비만자, 자율신경실조증으로 아랫배 아래가 시리고 저린 환자, 감기, 손발이 차고 저린 환자에게 많이 권하고 있는데 적절한 약과 함께 병행하면 치료에 상당한 진척을 보이고 독소 배출이 빨라지므로 명현반응의 기간을 줄일 수 있다.

그 외 근육통이나 견비통, 어깨 뭉친 데, 치질에도 좋은 반응을 보인다. 필자가 소금 반신욕을 해 본 결과 호흡이 깊어지고 스트레스 해소에 좋으며 피로회복, 피부미용 등에 큰 효과가 있는 것을 확인하였다. 앞에서도 말했지만 호흡이 깊어진다는 것은 온몸의 긴장이 풀어지며 편안함

을 느끼게 해주고 긴장 없이 생각을 들여다 볼 수 있는 깨어 있는 상태
가 되므로 자연스러운 명상상태를 체험하게 되는 것이다. 좋아하는 음
악을 틀어 놓고 차분한 향의 약초차 한 잔이면 묵은 피로까지 말끔하게
해소할 수 있는 웰빙 목욕이 될 것이다. 또한 긴장이 풀리면서 숙면을
취하게 해주기 때문에 불면증이 있는 환자에게는 더없이 좋은 수면제의
역할을 한다.

소금은 이렇게 몸의 독소를 배출할 뿐 아니라 영적인 정화에도 이용
된다. 초상집에 다녀온 사람에게 소금을 뿌리거나 재수 없다고 생각하
는 일이나 대상이 있을 때 소금을 뿌리는 관습이 있는데 그것은 나쁜 기
운을 정화시키는 작용 때문일 것이다. 자기 전에 소금 한 그릇씩을 머리
위, 발 아래, 좌우 양쪽 네 군데에 놓아 두고 자면 흉한 꿈과 잡념에 시달
리지 않고 편안히 잘 수 있는데 한 번 이용해 볼 만하다.

이 외에도 특별한 목적에 부합하는 약초를 목욕용 재료로 이용하면
더욱 나은 효과를 얻을 수 있다. 녹차, 황토, 해조류(미역, 다시마 등),
쑥, 구기자, 지황, 감초 등의 재료는 해독과 보습, 체지방 분해 등의 작용
이 있다.

반신욕 후에는 배꼽 아래와 발을 따뜻하게 하고 상반신은 약간 서늘
하게 유지하면 수승화강水丞火降의 상태가 늘 지속되므로 혈액순환이 잘
이루어져 피로 회복과 여러 질병의 개선을 체험할 것이다.

음식에 대해서만이라도 제대로 알고 실천한다면 건강한 생활을 유지할 수 있을 것이다. 건강하게 생활하는 사람 중에서 음식을 아무 것이나 아무렇게 먹는 사람을 본 일이 없다. 여러 가지 알아야 하고 해야 할 것들이 있지만 음식만큼 기본이 되는 것은 없다. 제대로 된 음식은 어떤 것이고 제대로 먹는 방법은 무엇인지 알아보자.

올바른 음식이란?

- 안전해야 한다.

- 영양분이 풍부해야 한다.

- 잘 알려지지 않은 2차적 영양소도 모두 포함되어야 한다(카로티노이드 외 천연 색소, 플라보노이드, 수용성 · 비수용성 섬유소 등).

- 신토불이 음식

- 되도록 채식 위주의 식사(치아 구조에 맞는 8 : 2 비율, 장의 구조에 맞게)

음식 올바르게 섭취하기

- 소식

- 체질과 균형에 맞게 섭취

- 시간에 맞춰 규칙적으로

- 잘 씹어서 즐겁게

- 음양감식법에 의한 식사

- 전통식 위주의 식사

유기농산물을 먹자

음식 이야기를 시작하면서 안전한 음식이라는 말을 해야 한다는 것은 슬픈 일이다. 그러나 현실은 다른 어떤 것보다 안전을 생각하게끔 되어 가고 있다. 유기농산물의 가격이 아무리 비싸도 그것을 찾아 먹고 그것을 요구해야 하는 시점에 와 있는 것이다. 가격을 비교해 보면 생각보다 그리 비싸지 않다. 수질, 토양, 야생종의 파괴 등 환경오염으로 인해 드는 비용과 농가의 보조금은 결국 우리의 세금에서 나가고 갈수록 더 많은 세금을 내야 하는 현실이다. 이런 처리비용을 계산하지 않고 단순히 소매가격으로 비교한다는 것은 형평에 어긋날 뿐 아니라 현실을 제대로 인식하지 못하기 때문이다. 무농약이나 저농약이 아닌 유기농산물을 이용함으로써 우리 자신의 안전과 땅의 안전, 환경을 동시에 의식하고 도모해야 한다.

자연식을 먹고 가공은 최소화로~

요리 문화의 발달로 온갖 방법의 조리법이 동원되고 있다. 천연 양념을 이용하여 맛을 내는 것까지는 좋은데 화학조미료를 쓰거나 튀기고 굽고 하는 여러 조리 단계를 거치는 것은 음식의 영양을 파괴할 우려가 있다. 그런 조리법은 음식의 구조를 변화시키고 장내 소화 이상과 이상 발효를 일으켜 질병을 유발하기까지 한다. 보기에 좋지 않다는 이유나 먹기 불편하다는 이유로 좋은 재료를 잘라내 버리고 걷어내버리면 음식의 영양학적 균형을 깨뜨리는 결과를 초래한다. 한 예로 식품성분이기도 하고 의약품의 원료로도 이용하는 감마오리자놀이라는 것이 있는데 자율신경실조증의 치료제로 쓰인다. 즉 신경안정 효과가 커서 불면증이나 과민성증후군에 이용하고 있다. 그것이 '미강' 즉 쌀눈에서 추출된다는 것을 일반인들은 아마 모를 것이다. 쌀 전체를 그대로 먹으면 될 것을 왜 굳이 비싼 돈을 주고 따로 사 먹는지 이해가 가지 않는다. 인사돌도 옥수수에서 추출한 것이며 간 치료제인 실리마린도 엉겅퀴에서 추출한 것이고 마데카솔은 병풍이라는 식물에서 추출하여 의약품으로 사용하는 것이다.

잡곡밥(현미, 보리, 율무, 수수, 조, 콩 등)을 늘 먹는 사람들은 신경이 불안해서 잠을 못 자는 경우가 거의 없다. 물론 정신적인 이유가 있다면 모르겠지만 그나마도 잡곡밥과 일물 전체(통째로 먹는 음식, 가공하지 않은 음식)로 먹는 사람들은 스트레스에 대해 저항력이 크다. 스트레스를 잘 극복하며 질병으로 크게 고통받지 않는다는 말이다. 당뇨를 몇십 년 앓다가 지리산 근처에서 직접 재배한 채소와 100% 잡곡밥을 먹으며 당뇨를 완치한 할머니를 알고 있다. 그의 식사는 밭에서 채소를 뽑아 그대로 고추장, 된장과 함께 버무려 먹는 것. 70이 넘은 연세에 아직도 정정하고 온갖 일을 다 하신다. 가공하지 않은 일물 전체의 음식이라야 우리가 필요로 하는 모든 영양소를 균형 있게 섭취할 수 있다. 서양의학의 약물들이 부작용을 일으키는 원리와 같다고 할 수 있다. 물론 동양의학이 완벽하다는 것은 아니지만 비교해 볼 때 부작용이 적다. 서양의학의 약물들은 특수 유효성분만을 뽑아 이용하므로 잘 쓰면 큰 효과를 낼 수도 있지만 장기간 이용할 수 없고 부작용도 심각해질 수 있기 때문이다. 일물 전체가 아닌 부분만을 이용한 식사 역시 만성적인 영양 결핍을 초래할 수 있다.

현대인들은 대체로 영양실조에 걸려 있다는 사실을 받아들이지 않는다. 잘 먹고 있다고 생각하기 때문이다. 그러나 실제로는 영양의 불균형이 심각하다. 꼭 필요한 것을 섭취하지 않고 영양이 편중되어 있기 때문이다. 이것은 영양실조로 인한 질병을 반드시 유발하게 되어 있다.

신토불이, 채식 위주의 식사를 하자

우리 민족은 채식 민족이다. 최근 몇년을 제외하고는 오랜 세월 채식 위주의 식사를 해왔다. 장의 길이도 서양인보다 훨씬 길다. 장의 구조가 동양인보다 짧은 서양인도 육식 위주의 식생활로 인해 대장암의 발생이 높은데 하물며 동양인이며 장의 길이가 길고 세포에 이미 채식과 김치, 된장이 입력된 한국인이 육식 위주의 식생활을 한다면 당연히 건강할 리가 없다. 치아의 구조를 볼 때도 대체로 32개의 치아 중에 어금니, 앞니, 송곳니의 수를 세어 보면 8 : 2 : 1 의 비율이다. 송곳니가 차지하는 비율만큼만 먹으면 되는데 실제로 100% 채식을 해도 아무 상관이 없다. 채식이라도 균형 잡힌 식사를 하면 되는 것이다. 굳이 육식을 해야 할 이유가 없다. 단백질 영양학의 허구에 대해서 명백히 드러난 사실들이 많다. 현대 영양학의 문제점은 분석, 성분 위주의 기계론적 생명관에 기인하므로 아마 후손들이 다시 영양학을 써야 할 것이다.

우리는 한국 사람이고 한국에서 살아 왔으며 지금도 한국에서 살아 가고 있다. 이것은 우리 신체와 정신이 한국이라는 땅, 하늘과 불가분의 관계에 있다는 것이다. 우리가 먹는 음식이 우리 것이 아닐 때 우리의 정신과 육체에 이상현상이 일어날 수 있다.

현대 영양학의 성분학적인 측면에서야 아무 문제가 없겠지만 그 나라 특유의 자연조건이라는 것은 그 나라 사람들의 유전인자, 즉 체질, 성향, 질병과 관련이 있다. 옛말에 사람에게 필요한 모든 영양소는 그 사람이 사는 곳에 다 있다고 했다.

산업사회가 되고 모든 것이 자본화된 시대에 살면서 음식마저 그런 논리로 다루므로 질적인 것이 양적으로 계산된다. 수입농산물이 들어오고 비닐하우스에서 계절에 관계없이 재배된 야채, 과일을 먹으면서 얻은 것보다는 잃은 것이 많다는 생각을 하지 못한다. 건강은 양보다 질에 있다는 생각과 환경오염의 주된 원인과 결과가 음식물 오염이라는 사실을 알기까지 얼마의 시간이 더 걸릴지 모를 일이다.

계절에 관계없이 먹을 수 있다는 것은 자연을 거스르면서 생산되었다는 것이고 그렇게 생산된 음식물은 자연상태에서 제철에 재배된 것과 비교하면 영양의 질이 턱없이 낮아 당연히 화학약품을 쓸 수밖에 없다. 이것은 우리 자신의 건강을 유지하기 위해 기본적으로 알고 있어야 하는 것이다. 그러므로 각자 스스로 균형을 유지할 수밖에 없다. 사회가 건강해지면 음식 또한 올바르게 될 수 있겠지만 지금의 환경은 그렇지 못하다. 우리의 건강은 스스로 지켜 나가야 하고 그것이 사회를 정화하는 새로운 힘이 될 것이다.

소식, 천천히, 즐겁게, 규칙적으로 체질에 맞게~

제철에 우리 땅에서 난, 가공을 최소화한 유기농산물을 되도록 적은 듯 즐겁게 음미하며 꼭꼭 씹어서 규칙적으로 먹는다면 이 세상에 아플 사람은 없을 것이다. 아마 무진장 건강할 것이다. 또한 균형 있고 체질에 맞게 먹는다면 120살 장수는 무난하리라 생각한다. 물론 스트레스의 문제가 가장 크지만 스트레스도 우리가 먹는 음식에 따라 상당 부분 보완이 된다.

알레르기, 아토피, 여러 악성 피부질환, 자가면역질환, 암, 간장병, 심장병, 위장병, 변비 등의 질환이 먹는 음식물과 직접적으로 큰 관계가 있다는 것은 앞의 장들에서 언급했다.

식약동원食藥同原이라는 말 그대로 음식이 곧 약인 것이다. 식생활 개선만으로도 질병의 근본치유에 절대적인 효과가 있다. 10년간 자연요법으로 환자를 대하면서 느낀 점이다. 식생활을 개선하며 약을 쓰는 사람과 그렇지 않은 사람은 치료에서 크게 차이가 난다. 아무리 좋은 약을 써도 잘 낫지 않는 것이다.

음식을 체질에 맞게 먹는 것에 대해서는 절대적인 가치를 두지 않는다. 이전에 체질에 대해 공부하고 임상하면서 느낀 바가 있다. 제 땅 제철 유기농산물을 먹는다면 골고루 먹는 것이 최고라고 생각한다. 체질에 맞고 안 맞고보다 자연 상태의 음식물은 사람에게 모두 필요하다는 생각이다. 다만 양의 문제 즉, 한 가지 음식물을 장기간 섭취했을 때는 체질적 특성으로 인해 문제가 생기는 사람이 있을 것이다. 예를 들어 녹차 같은 경우 성미가 약간 차고 내리는 작용이 있으며 철분 흡수를 방해하므로 저혈압인 경우나 위가 약하고 빈혈이 있는 사람, 몸이 냉한 사람은 적게 마시는 것이 좋다. 그것도 공복에는 마시지 않아야 한다. 반대로 고혈압, 당뇨, 비만자는 자주 조금 많이 마셔도 좋다.

자연요법을 지도하는 분이나 한의사 중에서 사상체질을 분류하며 가리는 음식을 적은 글을 본 적이 있는데 그것이 틀렸다는 것이 아니라 오히려 편협될 수 있다는 생각을 했다. 인스턴트식품, 가공식품인 경우는 그것이 어떤 음식이라도 제한을 해야 하고 자연 상태의 음식은 양의 차이만 고려하고 적절히 섭취하는 것이 좋다는 것이 필자의 생각이다. 뿌리류, 엽채류, 곡류, 해조류, 균류 등 다양한 식품을 신선하게 먹으면 그야말로 약이 된다.

병의원에 입원한 사람을 만나는 경우에 환자식으로 나오는 음식을 보고 답답했던 적이 한두 번이 아니다. 고혈압, 당뇨, 수술 후, 위장병, 그외 급·만성질환 등 환자의 상태에 따라 음식의 내용과 양이 달라야 하는데 전혀 고려하지 않고 나오니 어떻게 근본치료가 될 것인가? 참으로 답답한 일이다. 오히려 병원에서 나오는 음식을 먹고 병이 더 심해질까 염려스러울 지경이다. 병원을 고급호텔이라 말하는 사람이 있는 것이 당연하다는 생각을 했다. 의료계가 깊이 반성하지 않고 지금까지와 같은 방식으로 치료에 임한다면 아마도 음식과 마음에 대해, 인간의 본질에 대해 깊이 고민하는 사람들이 그 자리를 대체할 것이라 생각한다.

음양감식법(물 따로 밥 따로 식사법)을 실천하자

이상문 선생의 음양감식법을 접하고 크게 공감한 부분이 많다. 물론 모든 사람에게 절대적으로 권하는 것은 아니지만 꼭 필요하다고 여겨지는 사람에게는 반드시 권하고 있다. 동양의학의 원리에 입각한 이 방법은 체험해 보았을 때 느껴지는 바가 많을 것이다. 필자도 몇 달 동안 이 방법으로 식사를 하고 물을 마시기도 하였다.

식사 때에는 물과 국물을 먹지 말 것과 식사 후 1~2시간 뒤에 물과 차茶와 같은 음료를 섭취하는 것이다. 그것도 물을 마시고 싶으면 마시고 그렇지 않으면 마시지 않아도 된다. 체질 중 음체질에서 효과를 보는 경우가 많다. 추위를 타고 손발이 차며 비위 기능이 약해 위장병과 설사를 자주 앓는 사람들과 그로 인한 빈혈 증상, 비만에 이 방법으로 효과를 많이 본다. 양기가 만들어지기 때문이다. 복명, 즉 배에서 소리가 나고 출렁거리는 사람, 먹은 것이 다 소화가 안 된다는 사람, 먹었다 하면 잘 체하는 사람, 밥 먹은 뒤 잠이 많이 오는 사람에게는 매우 효험이 있다.

또한 한랭성 알레르기로 고생하는 사람들이 있다. 찬 바람이나 찬 물, 찬 기운에 알레르기 반응을 보이는 사람은 육식과 인스턴트 음식을 삼가고 전통식으로 바꿔 먹으면서 이 방법을 이용하면 크게 효과를 볼 것이다. 음양감식법을 실천하는 사람들은 질병의 예방과 치료뿐 아니라 수행의 방편으로도 이용하고 있다. 순양純陽 체질로 만들어 몸의 건강과 정신의 개조를 통해 우주와의 합일을 이룬다는 것이다. 건강을 위해 한 번쯤 해 볼 만하다고 생각한다.

전통식의 우수성

앞에서도 얘기했지만 우리의 전통식은 그야말로 세계적이라 할 수 있다. 물론 각 나라의 전통식도 훌륭하지만 우리의 전통식은 발효식이라는 점에서 과학적, 영양학적으로 우수하다. 부록에 덧붙이겠지만 필자가 만든 금기식품 리스트라는 것이 있다. 이것을 사람들에게 보여주면 도대체 뭘 먹어야 하는가 묻곤 한다. 그러면 한 마디로 우리 전통식 위주로 먹으면 된다고 대답한다. 어려울 것이 없다. 잡곡밥에 김치, 된장으로 큰 문제가 해결된다. 거기에 콩자반, 김 한 조각, 오이 한 입이면 크게 손색이 없다. 영양학적으로 부족함이 없다.

식생활 개선을 어렵게 생각하지 말라. 우리 전통식을 먹되 유기농으로 재배된 재료로 만들어 먹으면 더 이상 무엇이 필요한가? 햄버거, 피자, 빵 등 여러 모로 문제가 많은 음식을 멀리 하고 이제 우리의 식단을 찾아야 한다. 아이를 키우는 엄마들의 의식이 높아져야 가족의 건강, 특히 다음세대인 아이의 건강과 나라의 건강, 지구의 건강이 속히 실현될 것이다.

66 만성 피부질환은 물론
잘 낫지 않기로 악명이 높은
각종 만성병은 대부분
내 생활방식에 그 뿌리가 있다.
따라서 이들 만성병을
이기는 노하우 또한
내 생활습관에 숨어 있다고 해도
과언이 아니다. 99

맺으면서…

지금까지 면역 기능의 상승과 근본 치유를 위하여 나름대로 많은 것을 언급하였다. 가장 중요한 것은 자신의 건강을 위하여 무엇이 필요하고 무엇을 개선해야 하는지 알고 실행에 옮기는 것이다. 면역블렌딩요법이라는 것이 반드시 치료자만 할 수 있는 것이 아니다. 그것은 질병을 앓았던 사람이 앞으로 어떻게 살리라는 나름의 각오와 자세다. 그것은 곧 인식의 전환을 뜻한다. 진정으로 인식이 전환되었다면 반드시 실천하게 되어 있다. 필자가 경험한 바에 의하면 무언가를 진정으로 바꿀 용의가 있을 때 그것이 꿈에서도 확인되는 때가 많았다. 그것은 무의식 깊은 곳까지 받아들였다는 뜻이고 그러면 반드시 실현되게 되어 있다.

만성 난치성 피부질환이라는 것은 그 사람의 심리적, 육체적 특성이 발현된 것이다. 그 특성 중에 고쳐야 할 부분이 있다면 반드시 찾아 고쳐야 하고 그것이 곧 치유로 이어짐은 확실하다. '때가 되면 낫겠지.' 하는 낙천적인 사람이라면 그것도 나쁘지 않다. 그렇지 않다면 반드시 자신의 문제점을 돌이켜 올바로 인식하고 인정해야 한다.

앞의 여러 사례나 건강을 위한 여러 요소들이 너무 복잡하고 많다고 느꼈을지 모른다. 그러나 자신을 되돌아보라. 그동안 낫지 않았던 요소가 무엇인가? 그 중 자신이 하지 못한 것이 있거나 알아야 할 것이 있다고 생각하면 그것을 알고 바꾸면 된다. 자신이 해야 할 것에 대한 인식도 없으며 바꾸려고 하지 않으면 만성 피부염은 결코 낫지 않는다. 면역블렌딩요법은 그런 입체적이고 총체적인 이해를 주는 것이다.

진정 건강하고 행복한 생활을 하기 바라는 마음 간절하다. 현대의학을 맹신하여 약에만 의존하거나 의사나 약사에 대한 불신으로 떠돌지 말고 자신의 마음과 평소 생활을 돌이켜 보라. 진정한 건강은 그 속에 있다.

1. 명현반응이란?

명현반응은 결코 부작용이 아니며 이 반응이 차차 없어지고 나면 신체의 저항력은 더욱 증가되고 면역력도 강화된다.

병증	나타날 수 있는 명현반응
산성체질	졸음, 목과 혀의 건조증, 빈뇨, 방귀 등
고혈압	머리가 무겁고 어지러운 증세가 1~2 주간 지속되며 무기력증
위기능 쇠약	가슴 부위가 답답하고 미열이 있으며 음식을 잘 먹을 수 없다.
위하수	위 부위가 답답하고 토하고 싶은 느낌이 든다.
장질환	설사
간기능 쇠약	토하고 싶고 피부가 가려우며 발진이 생기는 경우가 있다.
간경화증	대변에 피 또는 핏덩어리가 섞여 나오는 경우도 있다.

신장병	단백질이 감소하고 얼굴이 부으며 다리 부분에 경미한 부종 현상
당뇨	배설되는 당분의 농도가 일시적으로 증가하고 수족이 부으며 무기력증
여드름	초기에는 조금 더 증가하나 곧 사라진다.
치질	대변에 피가 섞여 나올 수 있다.
만성 기관지염	입 안이 마르고 구토가 나며 어지럽고 가래를 쉽게 뱉을 수 없다.
폐기능 쇠약	가래의 양이 증가하고 가래의 색이 노란색을 띤다.
축농증	콧물의 양이 많아지고 진해진다.
피부과민	초기에 피부 가려움증이 있다.
신경과민	잠을 이룰 수 없고 쉽게 흥분되는 경우도 있다.
적혈구 부족	코피가 나는 증세가 있을 수 있다.
백혈구 감소	입이 마르는 것 같고 꿈을 많이 꾸며 위가 불편하다.
신경통	환부가 더 아플 수 있다.
통풍	무력감이나 통증이 올 수 있다.
요산과다	전신이 아프고 증상의 정도에 따라 예전과 다른 반응이 나타날 수 있다.
생리통	전신 무력감 또는 통증이 올 수 있으며 2~3일이면 사라진다.

2. 건강 상담 신청서

우리약국에서 상담하는 과정에 작성하는 건강 상담 신청서를 보자.

건강 상담 신청서

약국명 : 우리약국

성명		성별	남·여	생년월일(음·양)	년 월 일 세	☎	
주소					종교	혈액형	형
신장		혈당치	공복시:	mg/dl	수축기 혈압:	mmHg	직업:
체중			식후2시간:	mg/dl	확장기 혈압:	mmHg	혼인관계 : 미혼·기혼

식생활에 대한 질문 (체크하세요)

흰쌀밥을 먹는다		생선류를 잘 먹는다		짜게 먹는 편이다		술을 자주 마신다	
잡곡밥을 먹는다		외식을 자주한다		단 것을 좋아한다		담배를 피운다	
현미밥을 먹는다		육류를 좋아한다		빵, 과자를 즐긴다		청량음료를 자주 마신다	
야채를 잘 먹는다		튀김음식을 좋아한다		과일을 즐긴다		커피를 자주 마신다	
해조류를 잘 먹는다		기름진 것을 좋아한다		편식을 한다		건강 식품을 먹고 있다	
야채즙을 먹고 있다		인스턴트 식품을 좋아한다		식사를 재때에 못한다		한약을 먹고 있다	

자각증상에 대한 질문 (체크하세요)

신경이 날카롭다		잠잘 때 식은땀이 난다		기침을 자주한다		더위 탄다	
불면증이 있다		아침에 일어나기 힘들다		설사를 가끔한다		추위 탄다	
마음이 산만하다		혓바닥이 깨끗하지 않다		생리불순이 있다		갑상샘 기능이 저하됐다	
불안하고 초조하다		머리가 무겁고 아프다		허리가 아프다		갑상샘 기능이 항진됐다	
화를 자주 낸다		가스가 차서 거북하다		발목이 아프다		자고나면 입이 텁텁하고 쓰다	
꿈을 자주 꾼다		목에 이물감이 있다		무좀이 있다		목이 마르고 갈증이 난다	
기억력이 감퇴한다		공복시 속이 쓰리다		쉽게 멍이 든다		체한 듯이 속이 거북하다	
숨이 차다		다리에 쥐가 잘난다		피부가 거칠다		밥을 먹고 나면 잠이 온다	
잘 놀란다		변비가 있다		정력이 떨어진다		조금만 먹어도 헛배가 부르다	
손발이 붓는다		소변을 자주 본다		비듬이 심하다		아랫배가 차다	
얼굴이 붓는다		변비, 설사 교차한다		뒤통수가 아프다		아랫배가 따뜻하다	
가슴이 조여든다		귀에서 소리가 난다		손발이 차다		냉이 심하다(희게, 노랗게)	
등이 뻐근하다		얼굴에 열기가 오른다		감기에 잘 걸린다		생리 색이 검다	
식욕이 없다		집중력이 안생긴다		피부가 건조하다		생리가 덩어리진다	
가끔 어지럽다		목, 어깨가 결린다		배가 더부룩하다		체중이 줄어든다	
코피가 가끔 난다		무릎이 시리고 쑤신다		가래가 나온다		체중이 늘어난다	

가슴이 두근거린다	변이 굵고 가늘다	손발에 땀이 난다	오줌을 눠도 시원치 않다
의욕이 없어진다	술 마신 후 설사가 난다	몸이 자주 가렵다	배에서 꼬르륵소리, 트림, 냄새난다
눈이 피로하다	종아리가 아프다	낮에 자주 졸린다	혈압이 높다
눈곱이 자주 낀다	피로가 잘 풀리지 않는다	두드러기가 잘 난다	혈압이 낮다
손발에 땀이 없다	얼굴에 기름기가 많다	구역질이 자주 난다	기미, 주근깨가 있다
양·한약을 많이 복용했다	집이 어질러져 있고 먼지 하나 떨어져도 싫다	생활(취침, 기상 시간) 이 불규칙하다	비가 오려고 하면 등과 가슴이 오싹하다

현재 앓는 병명		발병시기	년 전부터	진단병원이름	
진단 시기				전에 앓았던 질병	
치료 방법	약물요법( ) 수술요법( ) 물리요법( ) 한방요법( ) 민간요법( )				
가족중 환자유무(관계)	암( ) 당뇨병( ) 심장병( ) 관절염( ) 혈압( )				

위에서 묻지 않았던 자각증상이나 의사의 소견을 구체적으로 적어 주십시오.

● ♀♂ **성별 |** 남자인지 여자인지가 질병을 파악하는 데 상당히 중요하다. 성적 존재로서 이 사회가 요구하는 가치관이 아직도 많이 다르며 신체의 특성이 다르다. 특히 나이에 따라 분비되는 호르몬이 다르고 서로 다른 생리적 양상을 보이기 때문이다. 여성의 생리 상태만 보더라도 그 사람의 전체 몸 상태를 짐작할 수 있을 것이다. 특히 여성들은 초경의 불쾌감과 충격을 받을 수 있고 결혼 후 시집 식구와의 불화나 성생활의 불만족, 임신, 출산, 육아, 폐경기 등 생리적이고 사회적인 많은 변화를 겪을 수 있기 때문에 이러한 스트레스에 대해 섬세한 관심과 치료가 요구될 수 있다.

남성 역시 독특한 식습관과 스트레스, 생활방식, 직업에 따른 여러 직업병에 노출되어 있고 남성의 성기능 문제 또한 당사자에게는 여간 심각한 문제가 아닐 수 없다. 전립샘의 기능 저하로 젊은 분이나 연세 드신 분들이 많이 약국을 내방하고 상담을 구하기도 한다.

● **ABO 혈액형** | 우리약국에 오는 사람들 중 60% 가량이 A형이다. 그 다음 B형과 O형이 많고 그 다음이 AB형이다. 한국인에게 가장 많은 혈액형이 A형이긴 하지만 심리학에서도 A형 타입이라 말하는 이유를 알 것 같다. 물론 A형 타입이란 용어가 혈액형을 가지고 나온 말은 아니다. A형은 대체로 음인陰人인 경우가 많고 피부질환, 순환계질환, 신진대사 저하가 많아 비만, 악성 건선, 아토피, 알레르기, 심장질환, 스트레스성 질환 등을 앓을 확률이 상대적으로 높고 오염된 환경에서 오염물질의 축적이 다른 체질에 비해 많아 건강상 불리할 수 있다. 우리약국이 피부를 중심으로 보기 때문에 더구나 A형이 많이 방문할 수 있다. 하지만 성격적 측면도 무시할 수는 없는 것 같다. A형이 아니라도 그런 유사한 성격을 가지고 있다면 질병에 걸릴 확률이 많을 것이다. A형은 대체로 완벽주의자가 많고 책임감, 끈기와 인내심은 있지만 감정이나 할 말을 잘 드러내지 않아 답답한 성향이 있으며 마음에 여유가 없고 욕심이 많아 스트레스를 계속 쌓으므로 질병으로 인해 고통당할 수 있다.

대체로 A형은 태음인, B형은 소음인, O형은 소양인, AB형은 태양인인 경우가 상대적으로 많은 것 같다. 절대적이라고는 생각지 않지만 대체로 A와 B형은 음인, O형과 AB형은 양인인 경우가 많다.

● **생년월일시와 나이** | 증세가 심각한 환자인 경우는 태어난 날의 천문 해석(Astrology)을 참고로 스트레스와 질병의 정도를 이해할 수 있다. 태어난 날의 하늘의 별자리를 알면 행성들의 배치에 따라 그 사람의 기질적 성향과 그로 인한 힘든 문제들을 유추할 수 있고 그 내용에 따라 질병의 양상도 나타나게 마련이다.

● **종교** | 어떤 종교인가보다도 종교가 있는지 그 종교에 대한 깊은 이해와 믿음이 있는지가 질병 치료에 중요한 지표가 되는 경우가 있다. 스트레스나 그밖의 어려움이 있더라도 종교가 없거나 관심이 없는 경우보다 종교를 가지고 종교생활을 성실히 하는 사람들이 질병을 훨씬 더 잘 이겨낼 확률이 있다고 본다. 대체로 종교가 있다고 말하는데 실제로는 종교에 대한 믿음과 이해가 없고 기복적이므로 큰 도움을 받기 어렵지만 전혀 없는 것보다는 자신을 이해하는 데 하나의 단초가 될 수 있다고 본다. 믿음으로 질병을 이기고 건강을 찾은 경우를 많이 보았기 때문이다. 특히 영적인 문제로 인한 질병에는 탁월한 도움을 받을 수 있고 여러 가지 문제가 함께 극복되는 본질적인 계기가 되기도 한다.

● **직업** | 어떤 일을 하고 그 일이 적성에 맞는지, 재미가 있는지, 보람이 있는지, 직업으로 인해 미래를 계획하고 삶의 목표를 찾아가는지 등 직업이 갖는 의미는 건강에 있어 상당히 중요하다고 본다. 건강했던 사람도 직업을 잘못 선택한 경우에 오는 스트레스를 감당하기 힘들어 병이

오는 경우가 많다. 그 일이 너무 무리가 간다든지 신체에 악영향을 준다
면 당연히 심신이 견디기 힘들 것이다. 적성에 맞지 않으면서 밤낮이 바
뀐 생활을 해야 하는 직업이거나 사람과 늘 부딪치는 일이라면 매일이
그야말로 고통이 아닐 수 없을 것이다.

● **혼인관계 |** 결혼한 사람과 안 한 사람이 갖는 심신상관적 문제는 많은
부분에서 다를 수밖에 없다. 결혼한 사람이 겪는 가족간의 문제와 결혼
적령기에 있거나 지난 사람이 갖는 외로움이나 호르몬 분비 등 나타나
는 증상이나 질병도 다르며 질병을 극복하면서 해야 하는 것들이 섬세
한 면에서 차이가 있다. 아직 결혼을 안 한 사람들은 결혼한 사람에 비
해 자유로운 면이 있으나 외롭고 허전하므로 불안정할 때가 있을 것이
고 결혼한 사람들은 소속감이 있고 안정감이 있을 수 있지만 그로 인한
제약과 스트레스 역시 있을 것이다.

● **키, 몸무게 |** 키에 비해 몸무게가 지나치게 많이 나가거나 적게 나간
다면 그로 인해 문제가 있을 수도 있다. 체지방 측정계로 체크해서 나타
나는 비만도를 참고로 하는데 체지방이 많은 경우는 순환계질환과 내
분비계, 소화기계, 관절계 등 여러 질환이 나타날 수 있다. 비만은 역시
현대인에게 굉장히 중요한 문제가 되어가고 있는 것이다.

아이들의 경우도 비만인 아이가 많고 종종 소아당뇨, 혈압 등 성인병
이라고 생각되는 질환들을 많이 발견한다. 겨우 20대인 젊은이가 심장

마비로 쓰러져 돌연사한 경우도 가까이서 보았고 아직 젊은 분들이 일찍 세상을 뜨는 모습도 심심찮게 보았다. 체지방은 몸무게가 적게 나가는 사람에게서도 많이 보이는데 겉은 날씬하지만 내장에는 기름이 낀 경우다. 이런 사람은 겉으로 보이는 날씬함과는 상관없이 몸이 무겁고 늘 피곤하며 어지럽고 의욕상실인 경우가 많다.

● **식생활에 대한 질문** | 앞에서 가공된 음식, 오염된 음식, 환경오염에서 음식이 인체에 미치는 심신상관적 영향에 대해 보았다. 알다시피 식생활은 병을 알고 치료하는 데 매우 중요하므로 꼼꼼이 따지게 되는데 먹는 음식에 따라 질병의 유무와 종류, 정도를 짐작할 정도로 비중이 크다.

● **자각증상** | 스트레스 정도가 심각한지 스트레스가 체질적으로 어떤 장부를 침범했는지 오장육부의 상태가 전반적으로 어떠한지 자각증상을 파악하여 상담하고 치료와 치유를 유도한다.

● **현재 앓는 질병의 발병 시기** | 어떤 질병이 얼마나 오래 되었는지는 질병에 대해 어떤 자세를 가져야 하는지 깊게 생각하게 한다. 급성병인지 만성병인지도 중요하고 한 질병이 오래되면 다른 질병도 연쇄적으로 나빠질 수밖에 없으므로 말을 하지 않더라도 다른 질병을 유추할 수 있을 것이다.

● **전에 앓았던 질병** | 지금 앓는 질병은 대체로 외상이 아닌 경우는 이

전에 앓았던 질병의 연장선상이라 생각할 수도 있을 것이다. 타고난 체질과 기질로 인해 질병이 정해져 있을 수 있기 때문이다.

● **이전 치료 방법** | 약물을 과다하게 복용하였는지 그저 물리치료만 받았는지 수술한 적은 있었는지 등에 따라 세포의 수준을 짐작하게 되고 수술한 적이 있는 사람이 그 후에 후유증을 어떻게 극복하였는지에 따라 어혈(죽은피)의 정도와 면역력의 정도를 짐작할 수 있다.

● **이전에 크게 다친 적이 있는지의 여부** | 수술과 마찬가지로 크게 다쳤다면 어떻게 치료를 했고 그로 인한 후유증은 없는지도 현재 상태에 영향을 미치기 때문이다.

● **가족 중 환자 유무** | 가족 중 암이나 당뇨, 혈압, 간장병, 관절염 그 외 난치병을 앓은 사람이 있다면 대체로 그 질병을 앓을 확률이 30% 이상은 될 것이다. 병 자체가 유전되는 것보다는 기질적 특성의 유사함이나 생활습관의 유사함으로 인해 질병이 촉발될 수 있기 때문이다. 사람들은 유전적이라는 말에 상당히 두려움을 갖는데 그럴 필요가 없는 것이 조건이 형성되지 않으면 질병은 유발되지 않기 때문이다.

부모가 다 암이라 해도 자식이 생활을 바르게(자연리듬에 맞는 생활)하고 마음에 큰 장애가 없다면 암은 결코 생기지 않는다. 결코 부모 탓할 문제가 아니다. 부모 탓을 하는 사람을 참으로 많이 보는데 심히 어리석고 무지하기 때문이라 본다. 자신의 몸과 마음을 관리하지 않은 데서 그 원인을 찾아야지 부모나 조상 탓을 한다면 이치에 맞지도 않고 결코 해결되지도 않는다.

그 외 상담하면서 느낀 것은 앞에서의 많은 참고에도 불구하고 실제로 그 사람의 사람됨과 지성의 정도를 대단히 크게 생각하게 된다. 자신에 대해 얼마나 깊이 이해하고 있나? 자신을 이해하는 정도에 따라 타인에 대한 이해도도 큰 경우가 많다. 자신이 앓는 질병에 대해 깊이 이해하고 또 목표가 있는 삶을 살 때는 어떤 면에서 질병이 큰 의미가 있을 수 있다. 병이 오히려 자신을 이해하고 세상을 이해하게 하는 커다란 축복이 될 수 있을 것이기 때문이다.

3. 금기 식품 리스트

금기 식품 리스트의 과학적 근거

- 프리 라디칼 이론(활성산소설)

- 자연요법의 이론적 근거

- 생리학적 근거

- 심신상관의학에 의한 근거

- 생태주의적, 환경보존적 관점의 근거

- **튀김류 식품 |** 치킨, 라면, 돈까스, 치킨까스, 비후까스, 생선튀김, 굴튀김, 새우튀김, 야채튀김, 고구마튀김, 콘칩, 포테이토칩, 핫도그, 크로켓, 도넛, 튀김과자, 오징어튀김, 어묵튀김, 고기튀김, 기타 일체의 튀김류 식품

- **설탕 함유 식품 |** 청량음료수(사이다, 콜라 등), 아이스크림, 빙수, 빙과, 가당 주스, 가당 요구르트, 가당 우유, 빵, 과자, 쿠키, 케익, 초콜릿, 토마토 케첩, 기타 너무 단 음식

- **육류, 가공육 |** 기름진 고기(돼지 삼겹살, 돼지갈비, 암소갈비, 등심, 차돌박이 등), 가공육(햄, 소시지, 베이컨, 런천미트, 훈제육, 통조림 등)

- **가공 유지류** | 버터, 마가린, 마요네즈, 쇼트닝, 땅콩 버터, 팜유 등

- **냉동, 건조, 염장 어류** | 냉동된 등푸른 생선(참치, 고등어, 삼치, 전광어, 정어리, 꽁치 등), 말린 생선(갈치, 전광어, 삼치, 이면수 등), 소금에 절인 생선(고등어, 멸치, 참치, 이면수 등)

- **그 외 인스턴트 식품** | 햄버거, 피자, 술 · 커피 등 카페인 음료

- **지나치게 짠 음식**

아토피 · 건선 · 백반증
면역블렌딩요법으로 뿌리뽑자

저자 | 이경아 지음

1판 1쇄 인쇄 | 2010년 10월 15일
1판 1쇄 발행 | 2010년 10월 20일

발행처 | 건강다이제스트사
발행인 | 이정숙
디자인 | 이상선

출판등록 | 1996. 9. 9
등록번호 | 03 - 935호
주소 | 서울특별시 용산구 효창동 5-3호 대신 B/D 3층(우편번호 140-896)
TEL | (02) 702 - 6333 FAX | (02) 702 - 6334

값 12,000 원
ISBN 978-89-7587-066-8   03510